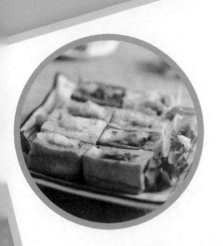

策划·编写

犀文图书

血脂高了怎么吃？

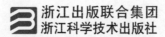

浙江出版联合集团
浙江科学技术出版社

图书在版编目（CIP）数据

血脂高了怎么吃?/犀文图书编写. -- 杭州：浙江
科学技术出版社, 2012.8
ISBN 978-7-5341-4779-1

Ⅰ.①血… Ⅱ.①犀… Ⅲ.①高血脂—食物疗法
Ⅳ.①R247.1

中国版本图书馆CIP数据核字(2012)第156016号

书　　名	血脂高了怎么吃?	
编　　写	犀文圖書	

出 版 发 行　浙江科学技术出版社
　　　　　　杭州市体育场路347号　　邮政编码：310006
　　　　　　联系电话：0571-85170300-61702
　　　　　　E-mail:wq@zkpress.com

排　　版　广东犀文图书有限公司
印　　刷　广州汉鼎印务有限公司
经　　销　全国各地新华书店

开　　本　710×1000　1/16　　　印　张　10
字　　数　180 000
版　　次　2012年8月第1版　　2012年8月第1次印刷
书　　号　ISBN 978-7-5341-4779-1　　定　价　29.80元

责任编辑　王　群　王巧玲　　　　**责任美编**　孙　菁
责任校对　宋　东　刘　丹　李骁睿　　**责任印务**　徐忠雷

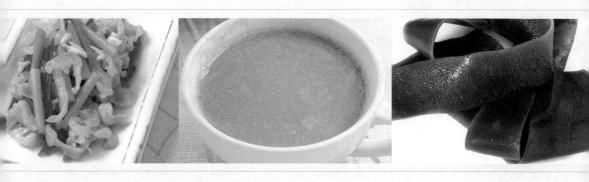

前 言 / Preface

由于脂肪代谢或运转异常使血浆一种或多种脂质高于正常水平称为高血脂。脂质不溶或微溶于水，必须与蛋白质结合以脂蛋白形式存在，因此，高血脂常为高脂蛋白血症，表现为高胆固醇血症、高甘油三酯血症，或两者兼有。

近日，由中国医师协会发起的国人健康调查结果出炉，意外的是，高血脂排在了高发病的首位，患病率达 46%。而且调查还显示，45 岁以下的人群中 20% 左右的人患上高血脂。可见高血脂已广泛侵及中青年群体，而非老年人才应警惕的疾病。

为什么现代社会高血脂会如此大面积入侵呢？究其原因，主要是生活水平提高了，人们饮食习惯改变了很多，且多以进食肉类为主，减少了蔬菜瓜果的摄取，而且缺乏必要的运动，必然导致营养堆积，从而影响了身体的正常代谢。

那么该如何预防或治疗高血脂的发生呢？除了根据个体不同服用药物治疗外，更多地应该从日常饮食上严加控制。因为饮食控制比服药治疗对此病的防治效果更佳。比如血脂高者可在早晨空腹吃糖醋蒜 1~2 个。有些患者知道要少吃肥肉，其实猪瘦肉也要少吃，因为猪肉中所含的胆固醇水平比牛肉和羊肉的都高。另外，每日做到一茶一粥（绿茶和燕麦粥），对降低胆固醇水平非常有益。

归根结底，对于高血脂，预防比治疗更重要。在众多的高血脂防治经验中，我们总结

Preface

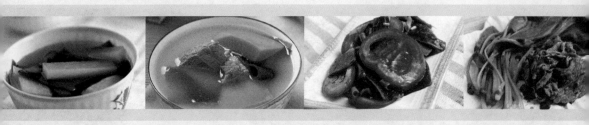

了以下三大防治原则：一是建立良好的生活习惯。戒烟、戒酒，加强体育锻炼，选择适合本人的轻中度体育活动，劳逸结合，解除各种思想顾虑，心情舒畅，以静养生。二是运用饮食疗法。要限制过多地摄入高胆固醇食物，如动物性脂肪、动物脑组织、动物内脏、奶油、软体动物类、贝壳类动物等。三是饮食结构应合理调配，其比例为蛋白质 15%，脂肪 20%，碳水化合物（糖类）为 65%。还要补充优质蛋白质，多吃新鲜蔬菜并适当进食水果，可多吃茄子、洋葱、山楂、番茄、豆制品、大豆、玉米、核桃和牛奶等。

高血脂对人体造成的危害是比较大的，它可以引发脂肪肝和多种心脑血管疾病。患者可以通过了解谷物、蔬菜、水果、肉类等食材的成分、营养功效、药理作用、宜忌等，再根据以上三大防治原则，每日均衡膳食，持之以恒，一定能将病情控制在理想范围内，享受和正常人一样的生活。

本书《血脂高了怎么吃？》就是在这样的前提下诞生的，希望能为广大高血脂患者带来食疗的福音，成为你们控制高血脂漫漫征途上的亲密朋友。在编写本书的过程中，编者参考了许多相关书籍，在此特别向原作者表示衷心的感谢。当然，文中难免有不当之处，也不一定适用于每一位患者，希望患者根据自己的实际情况，在医生指导下借鉴使用，辨证治疗才是最有效的方法。

祝愿广大高血脂患者早日康复！

编者

2012 年 6 月

目 录 / Contents

第一章　认识高血脂

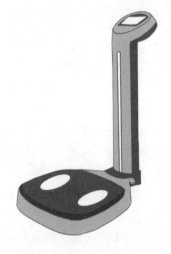

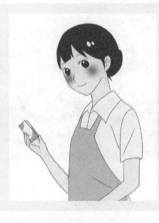

第二章　高血脂患者的食物降脂指南

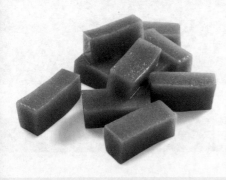

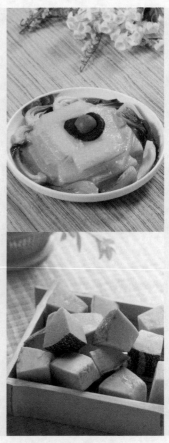

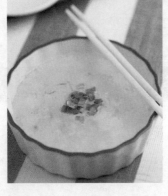

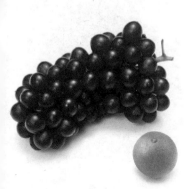
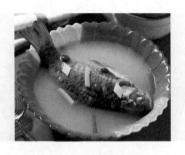
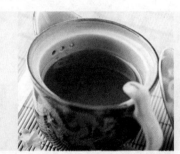

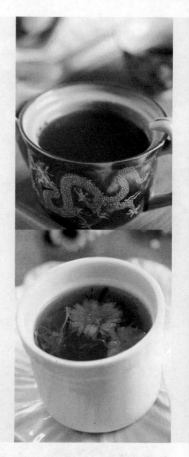

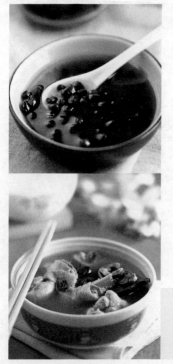

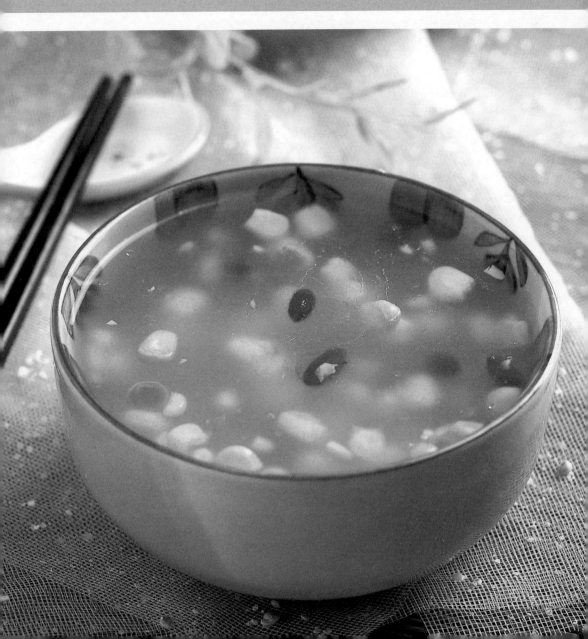

【第一章】
Chapter 1　>　>　>

认识高血脂

第一节 初步了解高血脂

血脂及其形成

血浆中所含的全部脂类(脂质)就叫血脂。血脂包括甘油三酯(脂肪)、磷脂、胆固醇和游离脂肪酸等。血脂的来源主要有两部分:一部分来自含有脂肪和胆固醇的食物,如奶油、蛋黄、动物的脑组织、动物内脏及脂肪含量丰富的鱼、肉类,这属于外源性的;另一部分则由体内自身合成,这属于内源性的。

血脂中胆固醇增高对人体的危害

早在 18 世纪初,科学家们就从胆囊的结石中提炼出了胆固醇,以后又发现它广泛存在于人体的血液和许多组织器官中。通过进一步研究,人们发现人体动脉粥样硬化斑块中的胆固醇含量尤其高。大量的临床和实验研究表明,胆固醇在血管壁上沉积过多,会导致动脉粥样硬化,进而引发冠心病、心肌梗死、脑动脉硬化、脑梗死、脑卒中等心脑血管疾病,严重威胁着人类的健康和生命安全。

但是,也不是说血脂与胆固醇越低就越好。流行病学调查发现了这样一种矛盾现象:欧美等国家由于膳食中蛋白质、脂肪供给量较高,因此,高血脂、高胆固醇的发生率就高,冠心病发病率也就高,这些国家心肌梗死的发生率比我国高 5 倍,而脑卒中(脑血管意外)的发生率却是我国的 1/5。也就是说,高胆固醇血症是冠心病和心肌梗死高发的重要引发因素,但脑卒中发生的主要原因却不是因为高胆固醇血症,而是血胆固醇过低。美国的一项对 35 万名成年男子的调查证实了这一点:在血胆固醇低的高血压患者中,其脑出血的发病率及死亡率均最高。据推测,低胆固醇血症使细胞脆性增加,导致血管壁脆弱,脑内小血管容易破裂,更易发生脑出血。

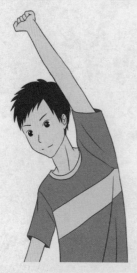

不仅如此,许多调查资料还证实,高胆固醇血症使冠心病的发病率增加,但并不增加冠心病的死亡率。也就是说,同是冠心病患者,血胆固醇增高的人群,并不比胆固醇正常和偏低的人群死亡率高。

其中一个重要指标就是看患者的高密度脂蛋白胆固醇是否足够高。迄今为止,增加人体高密度脂蛋白胆固醇的有效手段只有运动。因此,为了不使胆固醇水平过高危害人体健康,患者应当天天做有氧运动。

就饮食而言,绝大多数营养学家赞同素食,主张食物多样化,以谷物为主,同时要经常适量吃鱼、家禽、瘦肉等,少吃肥肉和动物油。一般认为,每日膳食中胆固醇摄入量应不超过 300 毫克。

怎样测定血脂水平

怎样测定才能使血脂检验结果变得可靠呢？以下的这些做法值得参考：

第一，患者抽血前 2 周要保持正常的饮食习惯，3 日以内避免高脂性饮食，24 小时内不喝酒或含酒精类饮料，抽血前 12 ~ 14 小时内应保持空腹状态。换句话说，假如你要在明天早上 9 时验血，那么今天晚上 8 时以后就不要再吃任何食物了。

第二，静坐休息 5 ~ 10 分钟后再以坐姿状态抽血检查。剧烈运动会对血脂产生一定的影响。

第三，在抽血检测前最好停止服用能影响血脂水平的药物，如血脂调节药、避孕药、某些降压药等，这个状态应维持数日或数周。假如能将服药情况记录下来，那就更好了。

第四，假如测定结果接近或超过参考值，那么最好在 1 周后再去同一家医院进行复查，以尽量减少或避免误差或个体差异造成的假象。通常，在判断是否患了高血脂或准备防治之前，至少应该有 2 次血脂水平测定的记录作为参考。

那么，怎样的血脂水平才算是正常的呢？

关于这个问题，目前国际医学界还没有绝对统一的标准，在不同时期、不同地区以及不同种族之间都存在着差异。1997 年，中华心血管病学会参照国际标准，制定出了供我国人民参考的正常血脂标准：

血清总胆固醇 ≤ 5.2 毫摩尔 / 升或低密度脂蛋白胆固醇 ≤ 3.12 毫摩尔 / 升；

血清甘油三酯 ≤ 1.7 毫摩尔 / 升；

高密度脂蛋白胆固醇 ≥ 1.04 毫摩尔 / 升。

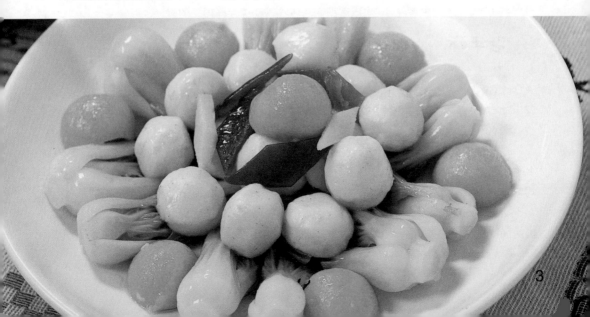

怎样才算是高血脂

如果血脂的第一、第二项（伴有或不伴有第三项）异常时，需要在 2 ~ 3 周后复查，仍然超过上述标准时，就可确诊为高血脂。血清总胆固醇 ≥ 5.2 毫摩尔／升而＜ 5.72 毫摩尔／升时，即为边缘性高血脂。

临床上高血脂可以简单地分为以下四类：

（1）高胆固醇血症：血清胆固醇水平增高。

（2）混合型高脂血症：血清胆固醇和甘油三酯水平都增高。

（3）高甘油三酯血症：血清甘油三酯水平增高。

（4）低高密度脂蛋白血症：血清高密度脂蛋白水平降低。

从病因上将高血脂分为两类：

（1）原发性高血脂：由遗传因子决定。

（2）继发性高血脂：常见的疾病有甲状腺功能低下、肾病综合征等。

常见症状有哪些

高血脂是由于脂肪代谢或运转异常使血浆一种或多种脂质高于正常水平。脂质不溶或微溶于水，必须与蛋白质结合以脂蛋白形式存在，因此，高血脂常为高脂蛋白血症，表现为高胆固醇血症、高甘油三酯血症或两者兼有之，临床上分为两类：①原发性的，罕见，属遗传性脂代谢紊乱疾病；②继发性的，常见于控制不良的糖尿病、酗酒、甲状腺功能减退症、肾病综合征、肾透析、肾移植、胆道阻塞、口服避孕药等。

1. 黄色瘤

可发生于眼睑部，是眼周围的一种黄色瘤斑，又称为眼睑黄色瘤。发生于肌腱的称为肌腱黄色瘤；发生于皮下结节状的黄色瘤好发于皮肤受压处，如膝、肘关节的伸侧和臀部。

2. 动脉粥样硬化

约 60% 以上的患者在 40 岁以前即有心绞痛等动脉粥样硬化的表现。

3. 老年环

眼角膜上出现典型的老年环，常在 40 岁以前发生，其形状如鸽子的眼睛。

本症在临床上比较多见，除家族性原因外，更多的还是由于其他原因，如饮食不当、缺乏运动等，一般临床表现不典型。生化检查结果通常为胆固醇水平增高，甘油三酯水平正常或略增高。

动脉性疾病容易诱发冠状动脉和周围动脉疾病，常伴有肥胖和血尿酸水平增高。大约有 40% 的患者可有葡萄糖耐量异常，血糖水平升高。生化检查结果通常是胆固醇和甘油三酯水平均增高。

肌腱黄色瘤、皮下结节状黄色瘤、皮疹样黄色瘤及眼睑黄色瘤、视网膜脂血症、动脉粥样硬化等早发并发展迅速，可伴发胰腺炎、糖尿病。生化检查显示，甘油三酯水平明显增高，胆固醇水平大部分正常或略增高。

对人体健康的危害

1. 引发冠心病

高血脂是引起冠心病的重要危险因素之一。调节血脂是防治冠心病最基本的方法，血清总胆固醇水平下降1%，则冠心病的发病率就下降2%。只要有冠心病，均应长期服用调脂药。因为长期调脂治疗可以减少冠心病心绞痛、心肌梗死的发生率和死亡率。

2. 导致脑卒中

脑卒中的原因很多，如高血压、高血脂、吸烟、饮酒、高龄、肥胖、血液病等，其中高血脂、脑动脉粥样硬化是脑梗死的重要危险因素之一。许多研究证明，长期调脂治疗能明显降低脑卒中的发生率和致残率。

3. 加重糖尿病病情

高血脂、高血压与高血糖被称为"三高"，是威胁患者健康与生命的主要危险因素。三者密切相关，高血脂可加重糖尿病病情，所以糖尿病患者除了治疗高血糖外，还需要调节血脂，这样可以降低糖尿病患者的致残率和死亡率。数据表明，半数以上的糖尿病患者会并发高血脂，所以积极治疗高血脂对控制血糖、预防并发症大有好处。

4. 引发脂肪肝

高血脂患者容易并发脂肪肝。轻度脂肪肝患者多数无自觉症状，中度、重度者表现为肝肿大、食欲减退、肝区胀痛、转氨酶升高，少数人出现轻度黄疸、脾大等。脂肪肝患者的治疗应该包括去除病因、调节饮食结构、应用调脂药进行治疗，改善生活方式。如果能积极治疗，大多数患者的脂肪肝是可以治愈的。

5. 引发高血压

在人体内形成动脉粥样硬化后，会导致心肌功能紊乱，血管紧张素转换酶会大量激活，促使血管动脉痉挛，诱使肾上腺分泌升压素，引起血压升高。

6. 使人变得肥胖

血脂在人体内超过正常标准，是因为机体内部的分泌、调节系统出现了紊乱。而过多的脂肪在血液中堆积，就会在皮下和血管壁周围大量沉积，使脂肪供大于求，引起肥胖，而肥胖又是引发其他许多疾病的可能性因素，因而对人体健康危害很大。

7. 降低人体抗病能力

血脂高、血黏度增高会使人体内各脏器的供血供氧量不足，影响免疫细胞的生成转化率，使人体免疫力降低，抗病能力变弱，更容易受到病毒的侵扰和危害。

导致高血脂的各种因素

中医认为，膏脂虽为人体的营养物质，但过多则会形成高血脂。凡导致人体摄入膏脂过多，以及膏脂转输、利用、排泄失常的因素均可使血脂升高，其病因有以下几点：

饮食不节，摄食过度，或恣食肥腻甘甜厚味，过多膏脂随饮食进入人体，运输、转化不及时，滞留在血中，因而使血脂升高；或是长期饮食失当，或酗酒过度，损及脾胃，健运失司，致使饮食不规律，不能化精微以营养全身，反而变生脂浊，混入血中，引起血脂升高。前者为实证，后者为虚中夹实证，这是两者之间的差异。

或生性喜静，贪睡少动；或因职业工作所限，终日伏案，多坐少走，人体气机失于疏畅，气郁则津液输布不利，膏脂转化利用不及时，以致生多用少，沉积体内，浸淫血中，故血脂升高。

思虑伤脾，脾失健运，或郁怒伤肝，肝失条达，气机不畅，也会导致膏脂运化输布失常，血脂升高。

人老则五脏六腑皆衰，尤其以肾为主。肾主五液，肾虚则津液失其主宰；脾主运化，脾虚则饮食不归正化；肝主疏泄，肝弱则津液输布不利，三者都可能使膏脂代谢失常，引起血脂升高。如果房事过度，辛劳忧愁，也会使人未老而先衰。

父母肥胖，自幼多脂，成年以后形体更加丰腴，而阳气通常不足，津液、膏脂输化迟缓，血中膏质过多。或素体阴虚阳亢，脂化为膏，溶入血中，使得血脂升高。

消渴症（糖尿病）的基本病机属阴虚燥热。由于虚火内扰，患者常多饮多食，但饮食精微不能变脂而储藏，人体之脂反而尽溶为膏，混入血中来补充不足，因而导致血脂升高。水肿日久，损及脾、肾，肾虚不能主液，脾虚失于健运，以致膏脂代谢失常。肋痛、黄疸、症积三者都属于肝、胆之病，肝病气机失于疏泄，影响膏脂的输布转化，胆病不能净浊化脂，都会引起血脂升高。

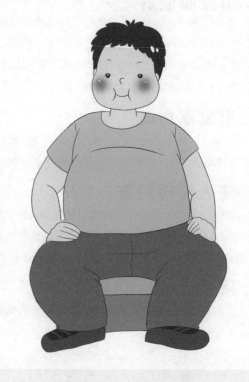

肥胖是使血脂升高的重要原因

现代医学研究认为，肥胖患者的机体组织对游离脂肪酸的利用减少，导致血液中的脂肪含量升高。肥胖者进食过多的碳水化合物，血浆甘油三酯水平增高则更明显。肥胖者餐后血浆乳糜微粒澄清时间较长，血中胆固醇水平也会随之升高。血液中甘油三酯和胆固醇升高的水平与肥胖程度成正比。胆固醇包括俗称坏胆固醇的低密度脂蛋白（LDL），它沉淀附着于血管壁，引起动脉硬化；还有所谓的好胆固醇高密度脂蛋白（HDL），具有洗涤动脉的功能，它可以把胆固醇运送到肝脏代谢。肥胖者不单只有总胆固醇值较高，且拥有的 LDL 较多，而 HDL 较体重正常者少，因而对健康存在着更大的危险。

众所周知，高血脂与动脉硬化有着密切的联系，而动脉粥样硬化会导致高血压、冠心病、脑出血、脑血栓等，是威胁人群最重要的死亡原因之一。为了健康，为了提高生活质量，无论我们是否肥胖，都应该了解肥胖与高血脂之间的关系，积极控制体重，预防及治疗高血脂。

肥胖者的脂肪代谢特点是：血浆游离脂肪酸升高，胆固醇、甘油三酯、总脂等成分普遍增高，说明脂肪代谢紊乱。肥胖者的血浆胆固醇水平相当高的可占 55.8%。男性在 60 岁以后，女性在 50 岁以后，血浆胆固醇水平都将显著升高。

患肥胖病时，机体对游离脂肪酸的利用减少，血中的游离脂肪酸堆积，血脂容量升高。碳水化合物引起的高血脂患者容易肥胖。当这类患者进食的碳水化合物较多或正常时，血浆的甘油三酯水平升高；而减少碳水化合物的摄入量，高血脂就可好转甚至消失。同样，体重下降也能使这些患者的血浆甘油三酯下降至正常水平。血浆胆固醇和甘油三酯的升高与肥胖程度成正比。血脂水平的下降对于防止动脉粥样硬化及冠心病都具有重要意义。因此，肥胖者控制饮食、减轻体重是十分必要的。

但我们怎样来确定自己是否肥胖呢？通常，对于 18 岁以上的成年人，我们可以通过体重指数来判定。

体重指数 = 体重（千克）÷[身高（米）]^2

一般来说，男性体重指数 > 25，女性体重指数 > 24，就可以算作肥胖。而在肥胖者当中，又以中心型肥胖的危害最为严重。统计资料表明：腰围/臀围比值增高者（男性 > 1.0，女性 > 0.8）常伴有血脂水平的增高，是冠心病的危险先兆。

哪些人容易患高血脂

统计数据显示，以下人群容易患高血脂：

（1）有高血脂家族史的患者；
（2）肥胖者；
（3）中老年人；
（4）35 岁以上长期高脂、高糖饮食者；
（5）绝经后女性；
（6）长期吸烟、酗酒者；
（7）不爱运动者；
（8）患有糖尿病、高血压、脂肪肝者；
（9）生活无规律、情绪易激动、精神长期处于紧张状态者。

怎样自我判断是否患了高血脂

假如出现了以下症状，就需要引起重视，并要去医院检测自己的血脂水平：

（1）经常感觉头昏脑涨或与人谈话间隙时容易睡着。

（2）早晨起床后感觉头脑不清醒，早餐后好转，午后极易犯困，夜晚很清醒。

（3）睑黄色瘤是中老年女性血脂增高的信号，主要表现为眼睑上出现淡黄色的小皮疹，刚开始时为米粒大小，略高出皮肤，严重时布满整个眼睑。

（4）腿肚经常抽筋，并时常感到刺痛，这是胆固醇积聚在腿部肌肉中的表现。

（5）短时间内在面部、手部出现较多黑斑（斑块比老年斑稍微大一些，颜色较深）。

（6）记忆力及反应力明显减退。看东西会时不时感到模糊，这是因为血液变黏稠，流速减慢，使视神经或视网膜暂时性缺血所致。

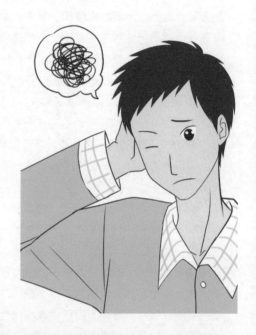

最佳方法是积极预防

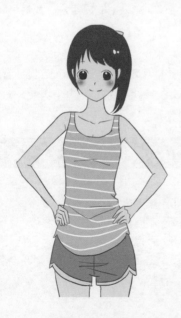

引起高血脂的病因很多，目前医学界也不能完全解释清楚，目前得到确定的主要有三个方面的因素：①遗传因素；②饮食因素；③内分泌或代谢因素。但不管是哪种因素引起的血脂增高，都应该及早控制。容易发生高血脂的高危人群只要多注意以下几个方面，大多数人是能够把血脂控制在一个理想范围内的，因此高血脂也是可以预防的。

1. 限制热量的摄取

统计表明，多数血脂异常的患者都有饮食不当的习惯。饮食中的热量过多会引起血脂升高。人们的日常饮食除了保证人体的正常生理功能外，大部分会转变成热能消耗，人体每日对热量的摄取与消耗应保持平衡。热能如果供过于求就会储存起来。而热能的主要储存形式就是通过人体脂肪的储存。假如一个人的食物中含碳水化合物量过多，除了被人体消耗掉的量外，合成糖原后还有剩余，可通过影响胰岛素分泌等多种作用，加速肝脏极低密度脂蛋白的合成，使人体的代谢向着脂肪合成的方向进行，引发高甘油三酯血症。

2. 减少饮食中动物性脂肪和胆固醇的摄取量

如果直接摄入过多的脂肪和胆固醇，尤其是饮食中动物性脂肪和胆固醇摄入过量，将会直接引起血脂升高。这是因为动物的脂肪酸和胆固醇成分和人类相接近，很容易被人体消化、吸收、利用。

3. 多吃蔬菜和水果

一般人都应该多吃蔬菜和水果，尤其是血脂高的人群。这是因为蔬菜和水果中含有丰富的维生素及大量的膳食纤维，且含甘油三酯、脂肪酸非常少，能降低血液中胆固醇的含量。维生素 C 可促进胆固醇降解，转为胆汁酸，从而降低血清总胆固醇水平；同时，增加脂蛋白脂酶的活性，加速血清极低密度脂蛋白及甘油三酯的降解，从而降低血清甘油三酯水平。最重要的是维生素 C 还是一种重要的生理性抗氧化剂，可减少动脉粥样硬化的形成。维生素 E 可延缓动脉粥样硬化病变的形成，影响并参与胆固醇分解代谢酶的活性，有利于胆固醇的转运与排泄。总的来说，蔬菜水果中的膳食纤维、各种微量元素，对于降低血脂水平都是有益的。

4. 适当地做运动或体力活动

运动和体力活动都可以使高血脂患者血清低密度脂蛋白和极低密度脂蛋白以及甘油三酯水平明显下降，并可以有效地提高血清高密度脂蛋白水平。因此，对于大多数由于饮食因素引起的高血脂患者来说，采取适当的饮食治疗，并结合长期规则的体育锻炼和维持理想的体重，对健康非常有利。

5. 积极治疗原发疾病

对于某些由于内分泌或代谢因素所致的血脂异常，如甲状腺功能减退所引起的高血脂，积极治疗原发疾病并配合降血脂药物，能够纠正脂质代谢紊乱，预防血脂升高。

相关专家建议，预防高血脂的发生应从儿童时期开始，因为很多容易引起血脂升高的不良生活习惯都在这一时期养成。具体要怎么来做呢？首先，对血脂增高的饮食防治，应掌握"五低"原则，即热量低、总脂肪量低、饱和脂肪酸低、胆固醇低和食盐量低，即应避免过食、偏食，少吃冰激凌、巧克力、甜食及其他高脂肪、高热量、高胆固醇的食物。在生活中，进行适当的体育锻炼，坚持良好的作息制度。对于一些易引起血脂升高的内分泌和代谢性疾病也要尽量在早期发现，以便及时治疗。

第二节 把血脂控制在正常值是患者必打的"持久战"

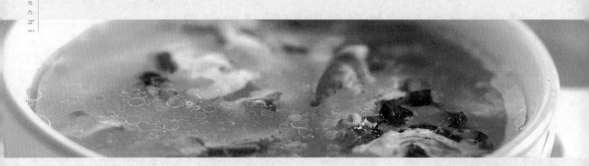

调整饮食结构

经过临床实验，相关专家认为，对于一般高血脂患者的合理饮食结构，可以用"一、二、三、四、五"和"红、黄、绿、白、黑"这两句话来概括。

其具体内容是什么呢？我们先来看看第一句话："一、二、三、四、五"。

"一"是指每日饮 1 袋牛奶。这样既能补充钙和蛋白质，又能减少高血脂的发病机会。

"二"是每日食用碳水化合物 250 ~ 350 克，即相当于主食 300 ~ 400 克，瘦者可多吃些，而胖者应少吃些。

"三"是指每日进食 3 份高蛋白质食物。每份可为瘦肉 50 克，或鸡蛋 1 个，或鸡（鸭）肉 100 克，或鱼虾 100 克，或豆腐 100 克，以每日早、中、晚餐各 1 份为宜。

"四"是指"不甜不咸,不粗不细","三四五顿，七八成饱"。即每日可少量多餐，每顿吃七八成饱即可，不要暴饮暴食。

"五"是指每日吃 500 克蔬菜和水果。蔬菜与水果的比例在 4：1 左右。

第二句话又是怎样理解的呢？

"红"是指每日可饮红葡萄酒 50 ~ 100 毫升。这有助于升高血脂中高密度脂蛋白水平，可预防动脉粥样硬化。另外，男性每日加吃 1 ~ 2 个番茄，不仅能去脂降压，还能大大降低前列腺癌的发病率。

"黄"是指胡萝卜、红薯、南瓜、玉米等食物。每日至少要适量食用其中的一种。

"绿"是指饮绿茶水和吃深绿色的蔬菜。因为它们所含的维生素 C、茶多酚、菜碱等，有去脂降压等多种作用。

"白"是指每日可适量吃燕麦片（或燕麦粉）。一般每日 50 克，水煮 5 ~ 10 分钟，兑入牛奶中食用，有显著的降血脂作用。

"黑"是指要每日食用黑木耳或香菇等。它们也有明显的降低血脂的效用。

改善生活方式

1. 注意减肥

肥胖是脂肪过剩及动脉粥样硬化的外在表现，有效减肥可以改善血脂异常。

2. 坚持戒烟

烟草中的尼古丁、一氧化碳容易加重动脉粥样硬化的发生和发展，使病情变得更严重。戒烟对身体健康有百利而无一害。

3. 尽量戒酒

少饮酒对人体有利。此外，酒的热量较高，多喝可加重肥胖，对病情的控制不利。

4. 适当进行有氧运动

有氧运动可以维持人体健康，减少疾病的发生；可增强肺活量，控制高血压（可降低收缩压约 10 毫米汞柱）；可消耗过多的脂肪，防止动脉硬化。患者可以根据自身情况和兴趣来选择适合自己的运动，中小强度即可，如跑步、步行、登山、跳绳等等。

5. 调整心态

保持心理健康，以乐观豁达的态度对待生活，也能帮助身体保持健康状态。

定期身体检查

1. 血浆总胆固醇测定

如果血浆总胆固醇 <5.2 毫摩尔/升(mmol/L)是理想水平,5.2 ~ 6.2 毫摩尔/升为临界值，≥ 6.2 毫摩尔/升为过高；血浆甘油三酯 <1.7 毫摩尔/升为理想，1.7 ~ 2.3 毫摩尔/升为临界，>2.3 毫摩尔/升为过高。

2. 脂蛋白测定

测定低密度脂蛋白（LDL）和高密度脂蛋白（HDL）水平比总胆固醇更有意义。LDL 水平升高与心血管疾病患病率和病死率升高相关，HDL 水平升高有利于防止动脉粥样硬化的发生。

一般来说，血脂检查常需测定空腹血清中的总胆固醇、甘油三酯和高密度脂蛋白—胆固醇（HDL—胆固醇）水平。在测定前的最后一餐中，忌吃高脂肪性食物和饮酒，空腹 12 小时后抽取前臂静脉血。如果总胆固醇、甘油三酯高于正常水平，HDL—胆固醇低于 0.90 毫摩尔/升则可认为血脂异常。

为了进一步了解血脂生物节律性的差异，应在 1~8 周内复查，若结果仍属异常，即可确诊为高血脂。因此，在发现自己血脂水平升高之后，应在医生的指导下做进一步的检查和治疗。

药物应慎服

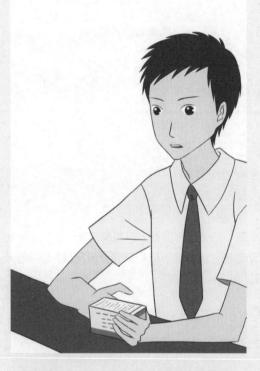

对高血脂的控制一般需要很长时间,甚至需终生坚持,所需的费用并不低,而且目前所有降脂药物几乎都有一定的副作用。因此,首先强调非药物治疗,尤其是饮食治疗的必要性,这是治疗高血脂的首选及基本措施。临床上,医生一般会在采取药物治疗之前,为患者制定 3 ~ 6 个月严格的饮食控制方案,再根据饮食控制后的血脂水平来决定是否要做药物治疗,以及使用什么药物。通常只有胆固醇严重升高超过 5.72 毫摩尔 / 升时,医生才会直接为患者选择药物治疗。

高血脂患者如果需要药物治疗,必须在专科医生的指导下用药,而不能随便服用。因为它涉及很多因素,必须由专科医生做出严格的临床分析,谨慎地选择药物,制定详细的治疗方案,并随时根据血脂变化情况来调整用药,这样才能取得理想的治疗效果。

对于原来就有严重的冠心病或者有较多严重危险因素的患者,药物治疗对他们的健康最有好处,疗效也最快。使用药物来降血脂的通常是处于发生冠心病高度危险状态,例如患有动脉粥样硬化,并且伴有多种危险因素或胆固醇明显升高者。而对于中度胆固醇升高又无其他危险因素的患者来说,药物治疗的效果并不理想。

对于绝经期的女性,可以根据患者的其他危险因素综合考虑用药。绝经前女性一般冠心病发病率低,不需要药物方法防治。如果有严重危险因素,就要考虑药物防治。对于绝经期后女性,高血脂发生机会增多,冠心病危险性也增高,故应积极治疗,除常用药物外,还可考虑雌激素替代疗法。

对于老年人,用药尤其要谨慎,降血脂的同时要密切观察患者的身体情况,调整用药的剂量。

肝脏功能不好、活动性肝炎、女性怀孕或哺乳期等情况时是不能随便用药的,必须严格遵医嘱治疗。

适量运动天天做

运动可以使心、肺、血液、消化系统、内分泌系统得到锻炼，对外界的反应更加灵敏，促进高血脂患者早日康复，预防动脉粥样硬化，防止冠心病的发生。但是，通常大多数人很难坚持将运动做下去，往往半途而废。想要防治高血脂，就必须掌握运动的要领——坚持、有序、适度。

一般来说，轻微而短暂的运动对高脂血症、低高密度脂蛋白血症以及肥胖患者不能达到治疗的目的。只有达到一定运动量，对血清中的脂质才能产生有益的作用，并能减轻肥胖患者的体重。运动方式则要强调呼吸运动，例如轻快地散步、慢跑、游泳、骑自行车和打网球。这些运动方式会对心、肺产生一定的压力，从而改善心、肺的健康状况。

比如，以每小时 6 千米的速度轻快散步 1 小时，将消耗 7 千卡（1 卡 = 4.18 焦）的热量。每日进行这种运动量的轻快散步可以使体重减轻。当然，运动强度和持续时间可在数周后逐渐增加。肥胖患者和惯于久坐的患者，也应在数月后逐渐增加运动强度和持续时间。高强度的体育锻炼会引起更大程度的体重减轻。

健康人、患有高血脂而无其他合并症者应保持中等强度运动量，即每日达到慢跑 3 ~ 5 千米的运动量；对合并有轻度高血压、肥胖症、糖尿病和无症状性冠心病等疾病者应自行掌握，以锻炼时不发生明显的身体不适为原则，必要时应在医疗监护下进行；对伴有重度高血压、严重心脏病（如急性心肌梗死、心力衰竭、严重心律失常等）、重度糖尿病以及严重肝肾功能不全者则应禁止运动，待上述疾病明显改善后再考虑适量运动。

总之，只要患者能持之以恒，保持一定强度的运动量，一定能够达到预防和治疗高血脂、降低冠心病等心脑血管疾病的目的。

1. 步行

1992 年，世界卫生组织（WHO）就提出：最好的运动是步行。这是因为人是直立行走的，人类的生理与解剖结构最适合步行。但步行要达到防治高血脂的目的，还要掌握其科学要领：一是要懂得持之以恒，才有效果；二是要学会循序渐进，一开始不要走得过快，要逐步增加时间，加快速度；三是要注意每日至少步行 3 千米，锻炼半小时，在锻炼时轻微的呼吸急促会在休息后 4 分钟内减轻，没有明显的疲劳、胸闷、头晕等不适表现。

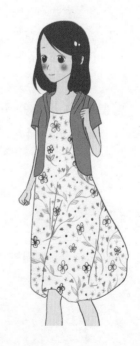

步行最为简单而且方便，不需要特殊的场地，一年四季都可以进行。将其融入生活与大自然中，轻松、快乐地进行锻炼，比如提前一站下公交车，走路回家，多走楼梯，多参加郊游等等。步行不需要满负荷，只要达到七成就可以防病健体。

2. 慢跑

高血脂患者也适合慢跑这项运动。当然也应注意持之以恒和循序渐进，特别要注意控制运动量。老年人必须特别强调热身运动与缓和运动。肌力训练可依个人喜好安排在有氧运动前后。

每次跑步运动前应先做静态式的伸展操，以改善柔软度及关节活动范围，降低运动伤害的危险。跑步时还要注意掌握最大运动量，最好是根据跑步时的最高脉搏数（最高心率）来掌握最大运动量。

另外，应注意选择平坦的路面，不要穿皮鞋或塑料底鞋。如果在柏油或水泥路面上，最好穿厚底胶鞋。如在公路上慢跑应注意安全，尽量选择人行道。

如果在慢跑后感到食欲不振、疲乏倦怠、头晕心慌，就可能是运动量过大了，必须加以调整，或取得医生的指导。

3. 太极拳

太极拳这项运动也同样适合高血脂患者。运动健身是防治疾病的根本，而一些很简单的动作也具有很好的健身效果，比如太极拳。它姿势优美，动作柔和，男女老幼都可学习，并且不受时间和季节的限制；既能锻炼身体，又能防治疾病，是益处极大的一项运动。

高血脂患者在进行锻炼前应进行全面的体格检查，以排除各种可能的合并症或并发症，以此确定自己的运动量。无严重合并症的高脂血症患者、低胆固醇血症患者均可参加一般体育锻炼。肥胖的患者可在医生指导下，进行适量的运动。

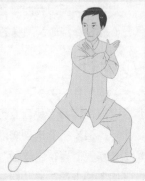

高血脂患者合并下列症状时禁止运动：
（1）急性心肌梗死急性期；
（2）不稳定型心绞痛；
（3）充血性心力衰竭；
（4）严重的室性和室上性心律不齐；
（5）肝、肾功能不全。

高血脂患者合并下列症状时应尽量减少运动量，并在医疗监护下进行运动：
（1）频发室性早搏和心房颤动；
（2）室壁瘤；
（3）肥厚型梗阻性心肌病、扩张型心肌病和明显的心脏肥大；
（4）病情未能控制的；
（5）甲状腺功能亢进；
（6）肝、肾功能损害。

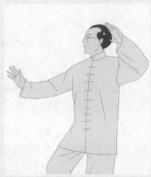

日常运动热量消耗表

人体每日摄取的热量与当天的运动消耗热量关系密切。因此，了解以下这些日常运动所需要消耗的热量，对准确计算每日要从食物中摄取多少热量很有帮助（下表所列是每小时消耗的热量）。

活动类型	具体的活动方式	消耗的热量：千卡 / 千克体重
偏静态活动	静卧，清醒状态或睡觉	0.9
	静坐，如听课或听音乐，看电影或电视	0.9
	下棋，坐位	1.4
	办公室工作，坐位	1.4
	学习，如阅读、书写、绘画或上课等	1.8 ~ 1.9
	演奏民乐或吉他等，坐位	1.9
做家务	编织或缝纫，坐位	1.4
	厨房清洗工作，如洗碗碟等，站立位	2.1
	熨烫衣物	2.1
	采购日用品及食物等	2.1 ~ 3.6
	做饭	2.4
	照看小孩	3.1 ~ 3.6
	打扫卫生，如扫地、擦窗户、拖地等	3.6 ~ 4.5
日常活动	平地散步	1.9 ~ 2.4
	爬楼梯	3.1 ~ 7.8
	遛狗	3.6
	和小孩玩游戏，中度用力状态	4.0
一般活动	打保龄球	3.1
	跳舞，快速的华尔兹等	3.1
	打太极拳或乒乓球	4.0
	骑自行车，时速不超过 16 千米 / 小时	4.0
	瑜伽，柔和的有氧运动	4.0
	轻度或中等强度的健身操	4.7
	打羽毛球	4.5
	慢跑	6.9
	打网球	6.9
	滑冰	6.9
	慢速度或一般速度游泳	7.8
	慢速度跳绳	7.8

计算适合自己的运动强度

　　血脂高者要想通过运动降低血脂,就得多参加消耗脂肪的持续时间较长的耐力运动,如散步、健身跑、骑自行车、游泳、划船、登山、郊游等。

　　血脂高者锻炼时应掌握合适的运动量。运动量包括两个要素:一是运动强度,二是运动时间。对高血脂者来说,最适宜采用强度小而运动时间偏长的锻炼方案,以保证人体吸入足够的氧,有助于更多地消耗脂肪。

　　运动强度多少才为适度呢?由于运动强度常和心率的快慢有密切关系,参加锻炼前要计算出本人在运动中允许达到的最合适的心率,最常用的计算公式如下:

　　（按年龄计最高心率－安静时心率）×0.6＋安静时心率＝运动中合适心率

　　按年龄计算最高心率只要用 220 减去年龄即可得出。例如一位 60 岁的老年人,他在安静时心率是每分钟 70 次,那么他在运动中允许达到的心率是:[（220 - 60）- 70]×0.6＋70=124 次 / 分钟。按这样的强度,每次锻炼 20 ～ 30 分钟,每日锻炼 1 次就够了,这就是他最适合的运动量。如果一个从未参加过运动的人,暂时无法完成上述运动强度,则可降低运动强度,并用延长时间的方法来调节。

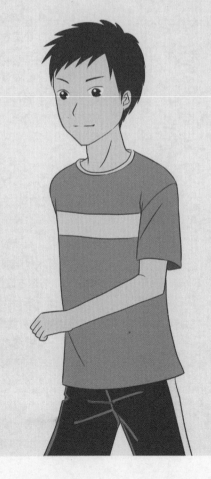

　　一般情况下,运动时心率为本人最高心率的 60% ～ 70%,相当于 50% ～ 60% 的最大摄氧量。正常来说,人在 40 岁时运动时心率控制在 140 次 / 分钟,50 岁控制在 130 次 / 分钟,60 岁以上宜控制在 120 次 / 分钟以内。

　　此外,还要注意合适的运动频率。中老年人,特别是老年人由于机体代谢水平的降低,疲劳后恢复的时间延长,因此运动频率可视情况增减,一般以每周 3 ～ 4 次为宜。

　　每次运动时间不宜太长,控制在 30 ～ 40 分钟即可。下午运动最好,并应坚持长年运动锻炼。

　　随时关注自己在运动过程中和运动后的感觉也很有必要。如果出现严重呼吸困难、前胸压迫感、头昏眼花、面色苍白等症状,应立即停止运动,有可能的话,应平卧休息。

第二章

高血脂患者的食物降脂指南

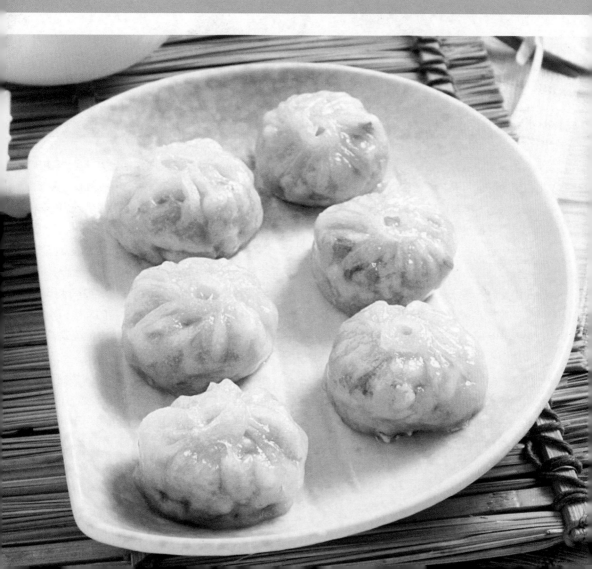

第一节 饮食治疗的目标及原则

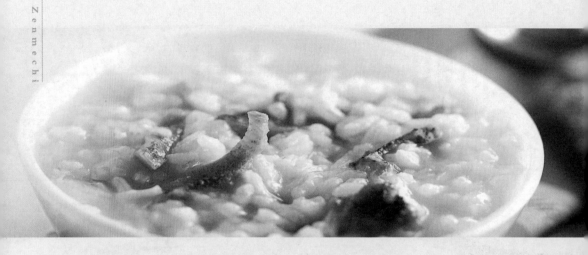

食疗的目标

高血脂是导致心脑血管疾病的重要因素，血脂中的总胆固醇和低密度脂蛋白指数越高，冠心病的发病率和死亡率也就越高。降低血脂，尤其是通过改善饮食习惯来调节血脂水平，能减少患冠心病、心肌梗死和脑卒中的危险，维护身体健康。但降脂要到什么程度才合适呢？是不是越低越好呢？

临床实验证实，血脂水平并不是越低越好，必需要有一个度。这是有科学依据的。血脂是人体内的中性脂肪，它包括甘油三酯（脂肪）、磷脂、胆固醇和游离脂肪酸等，是人体不可缺少的生理物质。它不仅参与能量产生的储存，而且还是合成肾上腺皮质激素、雄激素、雌激素的材料。假如人体内血脂水平过低，将会影响人体的某些生理活动。对老年人来说，这一点更加明显。年龄超过70岁的老年人，胆固醇水平过低时，其危险性相当大。虽然脑出血发病率会随着血清胆固醇水平的降低而降低，但血清总胆固醇低于适当的量时，脑出血发病率反而会增高，而且会缩短患者的寿命。

中老年人的血脂水平应维持的程度不能完全按照一个标准来计算，而是要结合自身的健康状况来决定。对于没有冠心病和其他部位动脉粥样硬化，且不存在冠心病的危险因素，如高血压、糖尿病、吸烟及家族史的人来说，血清总胆固醇水平的最佳范围是 5.2 ～ 5.6 毫摩尔／升，低密度脂蛋白要小于 3.6 毫摩尔／升；假如有冠心病危险因素，但没有冠心病史和动脉粥样硬化时，血清总胆固醇要小于 5.2 毫摩尔／升，低密度脂蛋白要小于 3.12 毫摩尔／升。

食疗要遵循的原则

1. 高胆固醇血症

如果患者只是血胆固醇含量增高，而甘油三酯含量正常，饮食治疗的要点是限制食物中的胆固醇，每日的总摄入量少于 200 毫克。

一方面，患者应忌吃或少吃含胆固醇高的食物，如动物的脑组织、脊髓、内脏、蛋黄，贝壳类（如蚌、螺蛳等）和软体类水产品（如鱿鱼、墨鱼、鱼子等）。

另一方面，患者应该吃适量胆固醇含量低的食物，如瘦肉、牛肉、鸭肉、鸡肉、鱼类和奶类。这些食物胆固醇含量并不高，例如，每瓶牛奶仅含 30 毫克，其他几种食物每 100 克中也仅含胆固醇 100 毫克左右，不必过分忌口，当然也不要吃得太多。

然后是限制动物性脂肪的摄取量，适当增加植物油。统计数据显示，如果烹调不用动物油，则每个患者每月吃植物油（豆油、玉米油、菜油等）500 ~ 750 毫升比较理想。植物油虽好，但不宜吃得过多，否则也会带来不利的影响。

此外，还要多吃蔬菜、瓜果，以增加膳食纤维的摄入。

当然还要多吃些有降低胆固醇作用的食物，比如，黄豆及其制品、洋葱、大蒜、香菇、木耳等。这些食物中，有的还同时具有抗凝血作用，对预防血栓形成和冠心病也有好处。

2. 高甘油三酯血症

如果患者血甘油三酯含量增高，而胆固醇含量正常，其饮食治疗的要点与上面又有差别。

首先，关键在于限制进食量，降低体重，达到并维持在标准范围之内。

其次是限制甜食，此类患者对糖类尤其敏感，吃糖可使其甘油三酯含量升高更多。因此，白糖、红糖、水果糖、蜜糖以及含糖的食物和药物等，应尽量少吃或不吃。

有饮酒习惯者要禁酒，因为酒会使这类患者的甘油三酯含量增高。

适当增加蛋白质饮食，尤其是大豆蛋白，品质较优。

还要适当限制胆固醇的摄取量，每日应低于 300 毫克。患者每周可以吃 3 个鸡蛋，其他含胆固醇食物也可适当食用，但总摄入量不能高于上述界限。

适当限制脂肪的摄入量，尤其是动物性脂肪。

3. 混合型高脂血症

由于这一类型患者的血胆固醇和甘油三酯含量都有所增高，因此饮食治疗的要点是将上面两型结合起来。即适当限制胆固醇和动物性脂肪，控制食量以降低体重，忌吃甜食，戒酒，适当增加植物油、豆类及其制品，多吃蔬菜、瓜果和某些有降脂作用的食物。

第二节 饮食疗法注意事项

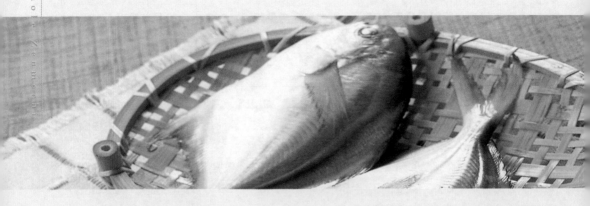

营养需均衡

高血脂患者日常要吃哪些食物，才能达到平衡膳食、合理营养、促进健康的目的呢？

1. 食物要多样化，以谷类为主

人的食物是多种多样的，各种食物所含的营养成分不完全相同。平衡膳食必须由多种食物组成，才能满足人体各种营养需要，达到合理营养。多种食物应包括以下五大类：

第一类为谷类及薯类：谷类包括米、面、杂粮等，薯类包括土豆、红薯、木薯等，主要提供碳水化合物、蛋白质、膳食纤维及 B 族维生素等。

第二类为动物性食物：包括肉、禽、鱼、奶、蛋等，主要提供蛋白质、脂肪、矿物质、维生素 A 和 B 族维生素等。

第三类为豆类及其制品：包括大豆及其他干豆类，主要提供蛋白质、脂肪、膳食纤维、矿物质和 B 族维生素等。

第四类为蔬菜水果类：包括鲜豆、根茎、叶菜、茄果等，主要提供膳食纤维、矿物质、维生素 C 和胡萝卜素等。

第五类为纯热量食物：包括动植物油、淀粉、食用糖和酒类，主要提供热量。植物油还可提供维生素 E 和必需脂肪酸。

2. 多吃蔬菜、水果和薯类

蔬菜与水果含有丰富的维生素、矿物质和膳食纤维。蔬菜的种类繁多，包括植物的叶、茎、花、薹，茄果，鲜豆，食用菌等。不同品种所含的营养成分不尽相同，甚至有很大的差别。

通常，红、黄、绿等深色的蔬菜中的维生素含量超过浅色蔬菜和一般水果，它们是胡萝卜素、维生素 B_2、维生素 C 和叶酸、矿物质、膳食纤维、天然抗氧化物的主要或重要来源。我国近年来引进的野果如猕猴桃、刺梨、沙棘等，也是维生素 C、胡萝卜素的主要来源。

有些水果所含的维生素及一些微量元素的含量虽然比不上新鲜蔬菜，但其含有的葡萄糖、果酸、柠檬酸、苹果酸、果胶等物质又比蔬菜丰富。红黄色水果，如鲜枣、柑橘、柿子和杏等是维生素 C 和胡萝卜素的主要来源。

薯类含有丰富的淀粉、膳食纤维，以及多种维生素和矿物质。

3. 要食奶类和豆类

奶类除了含有丰富的优质蛋白质和维生素外，含钙量也较高，而且利用率很高，是天然钙质的极好来源。

豆类是我国的传统食物，含有大量的优质蛋白质、不饱和脂肪酸、钙及 B 族维生素等。现代营养学家也大力提倡人们增加对豆类，特别是大豆及其制品的摄取。

4. 常吃适量的鱼、禽、蛋、瘦肉，少吃肥肉和动物油

鱼、禽、蛋、瘦肉等动物性食物是优质蛋白质、脂溶性维生素和矿物质的良好来源。动物性蛋白质的氨基酸组成更适合人体需要，且赖氨酸含量较高，有利于补充植物蛋白质中赖氨酸的不足。肉类中铁的利用较好，鱼类特别是海产鱼，所含的不饱和脂肪酸有降低血脂和防止血栓形成的作用。

肥肉和动物油为高热量和高脂肪食物，进食过多往往会引起肥胖，而肥胖是某些慢性病的危险致病因素，所以应当少吃。目前猪肉仍是我国居民的主要肉食，猪肉脂肪含量高，应发展瘦肉型猪。鸡、鱼、兔、牛肉等动物性食物含蛋白质较高，脂肪较低，产生的热量比猪肉低得多，所以可以多吃这些食物，适当减少猪肉的消耗比例。

5. 饮食要清淡少盐

吃清淡膳食有利于健康，即不要太油腻，不要太咸，不要吃过多的动物性食物和油炸、烟熏食物。医生建议每人每日的食盐用量以不超过 6 克为宜。此外，酱油、咸菜、味精等高钠食品也要尽量少吃。

6. 饮酒应限量或戒酒

无节制地饮酒，会使人食欲下降，食物摄入减少，导致多种营养素缺乏，严重时还会造成酒精性肝硬化。过量饮酒还可能引发高血压、脑卒中等症状，不利于维护健康。

7. 不要吃不清洁卫生或已经变质的食物

在选购食物时应当选择外观好，没有泥污、杂质，没有变色、变味，并符合卫生标准的食物。在外面吃饭时要注意卫生条件，包括进餐环境、餐具和供餐者的健康卫生状况。集体用餐要提倡分餐制，减少疾病传染的机会。三餐分配要合理，不要暴饮暴食。

饮食应合理

（1）保持热量均衡分配，饥饱不宜过度，不要偏食，切忌暴饮暴食或塞饱式进餐，改变晚餐丰盛和入睡前吃夜宵的习惯。

（2）主食应以谷类为主，粗细搭配，粗粮中可适当增加玉米、莜面、燕麦等成分，保持碳水化合物供热量占总热量的55%以上。

（3）增加豆类制品，提高蛋白质利用率，以干豆计算，平均每日应摄入30克以上，或豆腐干45克或豆腐75～150克。

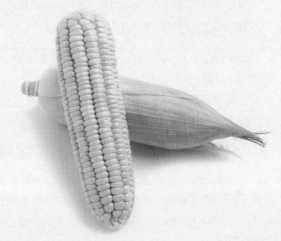

（4）在动物性食物的结构中，增加含脂肪酸较低而蛋白质较高的动物性食物，如鱼、禽、瘦肉等，减少陆生动物性脂肪，最终使动物性蛋白质的摄入量占每日蛋白质总摄入量的20%，每日总脂肪供热量不超过总热量的30%。

（5）食用油以植物油为主，每人每日用量以25～30毫升为宜。

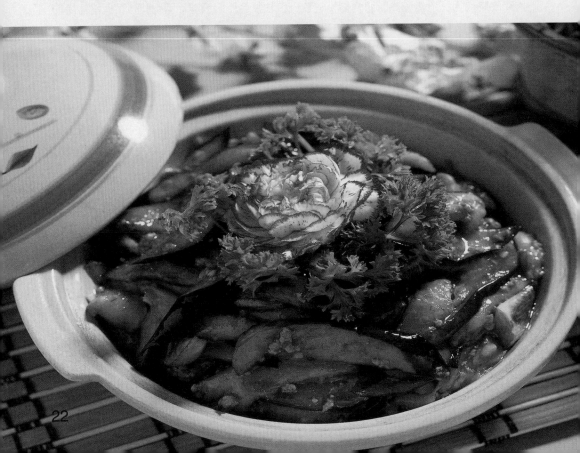

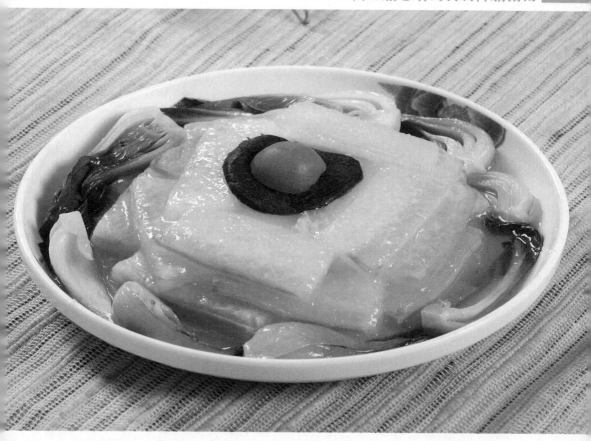

（6）膳食成分中应减少饱和脂肪酸，增加不饱和脂肪酸（如以人造奶油代替黄油，以脱脂奶代替全脂奶）的摄入，使饱和脂肪酸供热量不超过总热量的10%，单不饱和脂肪酸占总热量10%~15%，多不饱和脂肪酸占总热量7%~10%。

（7）提高多不饱和脂肪酸与饱和脂肪酸的比值。西方膳食推荐方案应达到的比值为0.5 ~ 0.7，我国传统膳食中因脂肪含量低，多不饱和脂肪酸与饱和脂肪酸的比值一般在1以上。

（8）膳食中胆固醇含量每日不宜超过300毫克。以下属于高胆固醇食物，一定要严格控制：小虾、松花蛋、全鸭蛋、猪肝、干虾皮、全鸡蛋、牛肝、牛肚、螃蟹、墨鱼、黄鳝、蛋糕、冰激凌、全脂牛奶等。

（9）保证每人每日摄入的新鲜水果及蔬菜量达400克以上，并注意增加深色或绿色蔬菜的比例。

（10）减少精制米、面、糖果、甜糕点的摄入，以防摄入热量过多。

（11）膳食成分中含有足够的维生素、矿物质、膳食纤维及微量元素，但应适当减少食盐摄入量。

（12）少饮酒，最好不饮。

（13）少饮含糖多的饮料，多喝茶。咖啡虽然可刺激胃液分泌并增进食欲，但也不宜多饮。

5 种能降血脂的营养素

1. 类黄酮

类黄酮是黄酮类化合物的简称,是植物特有的一种天然产物,存在于水果、蔬菜、豆类、茶叶等物品中。

临床实验证实了类黄酮具有很好的降脂、降压作用,能防止血栓形成,预防心血管疾病,增强人体免疫力。当前,世界领域内很多降血脂、治疗心血管疾病的药物都含有类黄酮。

当人体内缺乏类黄酮时,可能导致大脑和心脏功能不全、动脉硬化等疾病。

人体不能合成类黄酮,而要从日常食物中摄取,而且它在人体内代谢很快,需要不断补充才能满足身体的需要。因此每日适量吃蔬菜、水果、豆类等对身体是非常有益的。

2. 膳食纤维

它是一种不能被人体消化吸收的物质,包含水溶性和非水溶性两大类,主要存在于蔬菜、水果、谷物、豆类及菌藻类中。

它可促进消化,加速胆固醇的排泄,使血液中的血糖和胆固醇保持在理想水平,可有效预防心血管疾病、癌症等。

3. 不饱和脂肪酸

饱和脂肪酸和不饱和脂肪酸是人体必需的两种物质。前者存在于鸡、鸭、鱼肉等食物中,摄取过量对人体也会产生害处;后者又分为单不饱和脂肪酸和多不饱和脂肪酸,多不饱和脂肪酸包含亚油酸、亚麻酸、花生四烯酸等。其中,亚油酸和亚麻酸必须从食物中摄取,人体自身无法合成。

不饱和脂肪酸能调整人体的各种机能,清除体内的代谢废物,防止血液中脂肪和胆固醇沉积,保护心血管健康。

人体如果缺乏不饱和脂肪酸,免疫、心血管、生殖、内分泌、神经等系统会出现异常,发生功能性紊乱,引发高血脂、高血压、脑血栓、动脉硬化、糖尿病等一系列病变。

4. 维生素 C

它又被称为抗坏血酸,属于水溶性维生素,存在于新鲜水果、蔬菜、乳制品中。

它能促进人体内胆固醇的排泄,防止胆固醇在动脉内壁沉积;保护维生素 A、维生素 E、不饱和脂肪酸等抗氧化剂;防止自由基对人体产生伤害,有助于预防癌症。

虽然维生素 C 本身无毒,但如果摄入过量,会对人体产生危害,可能导致恶心、腹部痉挛、腹泻、血浆胆固醇水平升高等症状。临床实验证明,每日摄入的量不宜超过 8 克。

5. 维生素 E

它又叫做生育酚,属于脂溶性维生素,是人体最主要的抗氧化剂之一,主要存在于杏仁、花生(油)、芝麻(油)、玉米(油)、核桃等食物中。

它能降低血清胆固醇,通过阻碍胆固醇水平升高来防止动脉阻塞;保持血液循环正常运行,预防多种心血管疾病;抗氧化功能强大,可延缓人体衰老。

高血脂患者应注意的生活禁忌

1. 忌吃过饱

饱餐后胃肠道内过多的食物会使血液集中在胃肠道，心、脑的血流会减少，易发生脑梗死、心绞痛和心肌梗死。

2. 忌喝咖啡

咖啡有升高血脂的作用。

3. 忌酗酒

饮酒后血压迅速升高，可导致脑卒中和猝死。

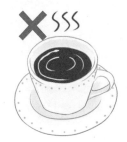

4. 忌吃螃蟹

螃蟹含胆固醇最高，食用后会使血液中胆固醇水平升高。

5. 忌吃人参

人参含有对抗脂肪分解的物质，增加了对高血压、动脉硬化、高血脂的不利因素，对病情控制没有好处。

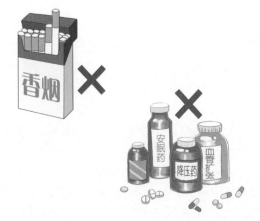

6. 忌大量吸烟

烟中含有的尼古丁可使血管收缩，血压升高，从而加剧症状。

7. 忌多饮可乐饮料

可乐饮料中含有咖啡因，易引起血管痉挛，导致心肌供血不足，引发心绞痛。

8. 忌枕头太高

头部垫得过高，颈部肌肉和韧带过度牵拉，挤压颈部血管，造成脑动脉供血不足，增加健康隐患。

9. 忌大量服用安眠药、降压药及血管扩张药

这些药会使血流减慢，血液黏稠度增加，导致脑动脉供血不足。

常见误区多警惕

早防早治说着容易,可要做起来就很难达到理想的目标。我国的 12 个大城市 25 家三甲医院对 2136 例高胆固醇血症患者的调查显示:血脂控制达标率仅 26.5%,冠心病患者达标率只有 16.6‰,这与血脂异常率的节节升高形成了明显反差。为什么会出现这样的情况呢?专家们指出了高血脂患者在治疗中的几大误区。

误区一: 化验单上的数字在正常值内,就代表没事

其实对正常人来说,160 毫克以下的"坏胆固醇"含量属正常;对冠心病患者来说,100 毫克以下才达标;对同时患有冠心病和高血压的患者来说,则必须把它控制在 80 毫克以下。

误区二: 药物治疗和饮食治疗失衡

这可以分两类人,一类是不敢用药,总觉得有副作用,于是只重视饮食治疗;另一类是见什么药都买,觉得吃了药就没事了,于是照样大鱼大肉,饮食习惯并不健康。据了解,目前治疗高血脂要控制主要使用的是他汀类药物,其副作用概率都在 1% 以下,比较安全。但合理饮食更是治疗根本。营养学家指出,若是单纯高胆固醇血症,则要少吃蛋黄、动物内脏等;若是单纯高甘油三酯血症,则应限制食物总量,尤其要控制碳水化合物。

目前国内针对高血脂人群的饮食方案,包括主食每日 200 克(女性)或 300 克(男性),以麦片、糙米、南瓜等为佳;减少饱和脂肪酸摄入,少吃肥肉,每人每日烹调用油少于 25 毫升;增加不饱和脂肪酸摄入,每周吃 2 次鱼,用橄榄油代替其他烹调用油;不吃动物内脏;蛋黄每周不超过 2 个;每日蔬菜 500 克、水果 1 个。

误区三: 血脂降下来就不用再管它了

高血脂通常是伴随一生的。但如果它是糖尿病、肝病等病症的伴随症状,就能在原发病控制或停药后恢复正常。否则,一旦饮食稍不规律或停用降脂药,血脂马上会出现反弹。如果是单纯肥胖导致的高脂血症,调整饮食后是可以恢复正常的,但一般来说,绝大部分高血脂人群都有代谢异常因素,必须在控制饮食的同时长期服药。

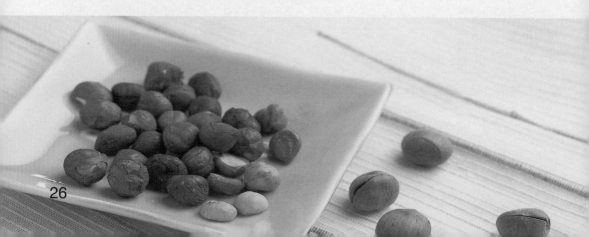

当心快速升高血脂的食物

1. 高脂肪食物

典型：猪油、肥猪肉、黄油、肥羊、肥牛、肥鸭、肥鹅等。

这类食物饱和脂肪酸过多，脂肪容易沉积在血管壁上，增加血液的黏稠度。饱和脂肪酸长期摄入过多，将使甘油三酯水平升高，加速血液凝固，可能形成血栓。想要保持健康，就要把每日的脂肪摄取量限制在总热量的 30% 以下，其中饱和脂肪酸摄取量限制在 7% 以下。烹调时应尽量使用植物油，如豆油、玉米油、葵花子油、茶油、芝麻油等，每日烹调用油不能超过 15 毫升。

2. 高胆固醇食物

典型：动物内脏、蛋黄、鱼子、鱿鱼等。

胆固醇是人体必不可少的营养物质，但摄入过多的确害处不少。膳食中的胆固醇每日应不超过 200 毫克。动物内脏，如肝、肾、肚、肠、脑等，大多是高胆固醇食物。海鲜的胆固醇含量一般都不太高，虾、蟹、沙丁鱼和蛤类的胆固醇虽然多一些，但大多集中在头部和卵中，食用时只要除去这两部分就比较安全了。稻谷、小麦、玉米、菜子等植物中含有的则是植物固醇，在植物油中呈现游离状态，有降低胆固醇水平的作用，对人体是有益的。尤其是大豆中的豆固醇有明显降血脂的作用，故相关专家提倡大家多吃豆制品。

3. 高糖食物

典型：白糖、红糖、乳糖、糕点等。

糖可转变为甘油三酯，多吃则大量积聚。理想的方式是多吃粗粮，如小米、燕麦、豆类等食物。这些食物中膳食纤维含量高，有很好的降血脂的作用。

4. 酒类

典型：白酒、啤酒、果酒等。

酒精可激活脂肪组织中的脂肪酶，促使脂肪酸释放到血液中。酒精在肝脏中氧化消耗辅酶，使脂肪酸氧化不足而合成甘油三酯。酒精还能抑制血液中极低密度脂蛋白的清除，诱发高血脂。适量饮酒可以促进高密度脂蛋白的合成，但如果过量饮酒，特别是喝醉酒，肝脏会大量合成低密度脂蛋白，对身体造成损害。因此，饮酒千万不能过量。

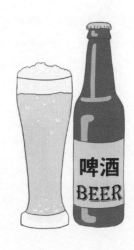

并发症患者的饮食

1. 高血脂并发肥胖症

饮食原则

不吃宵夜，少吃零食，三餐不要吃得过饱；少吃油炸食品或甜食，尽量减少米、麦、面粉类食物，多吃富含维生素的新鲜瓜果、蔬菜，烹调食物时减少用油，特别是动物油；用餐顺序应该是先蔬菜，再粮食，最后肉类（鱼类为最佳）；控制饮食加上规律的运动；每日坚持低热量饮食，使摄入热量低于消耗量以减轻体重，每千克理想体重给予热量 41.8 ~ 83.6 千焦（10 ~ 20 千卡）。蛋白质为每日每千克体重为 1 克。

推荐食谱

早餐：脱脂牛奶 250 毫升，馒头 1 个（50 克左右），拌芹菜 1 份。

午餐：米饭 75 克，肉末豆腐 1 份，素炒油菜 1 份。

晚餐：麦片粥 50 克，清蒸鱼 1 份，炒绿豆芽 1 份。

睡前：水果 100 克。

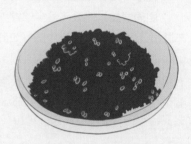

2. 高血脂并发冠心病

饮食原则

注意热量平衡，患者每日摄取的热量控制在 8360 千焦（2000 千卡）左右。一般主食每日 200~300 克，避免过饱，晚饭的量宜少，少吃甜食。合并有高甘油三酯血症的肥胖患者，一定要限制热量，以使体重维持在理想水平。宜多吃粗粮、蔬菜、瓜果，以增加膳食纤维、维生素含量。脂肪的摄入应控制在总热量的 25% 以下，以植物性脂肪为主。胆固醇的摄入量每日应少于 300 毫克。适当吃一些瘦肉、家禽、鱼类是必要的。蛋白质摄入量应占总热量的 15%，以植物蛋白质为主，占总蛋白质摄入量的 50% 以上，可多吃些大豆蛋白及其制品来补充。饮食宜清淡，低盐，每人每日以不超过 4 克盐为宜，具体可根据工种、季节及健康情况作适当增减。多吃新鲜蔬菜水果，提高膳食中钾、钙及膳食纤维的含量。进食一些对身体有保护作用的食物，如洋葱、大蒜、香菇、木耳、海带、紫菜等。适量喝茶。餐次安排应少量多餐，每日以 4 ~ 5 餐为宜，避免吃得过饱。

推荐食谱

每日可食用脱脂牛奶或酸奶约 250 毫升，鱼肉 100~150 克或瘦肉 100 克，豆制品 100 克，绿色蔬菜 300 克，水果 100 克，主食 200~300 克，油 10~15 毫升。鸡蛋每周 3 个。

3. 高血脂并发高血压

饮食原则

要控制总热量，膳食应做到营养平衡，在限制热量的范围内合理安排蛋白质、脂肪、碳水化合物的比例，蛋白质占总热量15%～20%、脂肪占20%～25%、碳水化合物占60%左右。要注意烹调方法，以氽、煮、拌、卤等少油制法为主。增加钾的摄入量，限制钠的摄入量。轻度高血压患者或有高血压家族史者，每日可摄取3～5克食盐（或折合成酱油15～25毫升）；中度高血压患者，每日可摄取1～2克食盐（或折合成酱油5～10毫升）；重度高血压患者应采用无盐膳食。减少脂肪和胆固醇的摄入量，补充钙和微量元素。

禁用食物和少用食物

高钠食物，包括咸菜、咸鱼、咸肉、腌制食品、火腿、加碱或发酵粉、小苏打制备的面食和发糕等。

高脂肪、高胆固醇食物，包括动物内脏、肥肉、鸡蛋黄、松花蛋等。

推荐食谱

早餐：小米粥50克，馒头1个，豆腐干1份，凉拌蕨菜1份。

午餐：米饭100克，红烧带鱼1份，炒卷心菜1份。

晚餐：米饭75克，肉末豆腐1份，炒青菜1份。

睡前：水果100克。

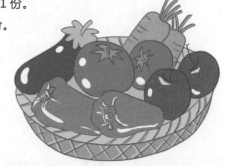

4. 高血脂并发糖尿病

饮食原则

先根据病情的轻重和体力活动情况计算出每日所需的总热量，可按每日三餐分配为1/5、2/5、2/5或1/3、1/3、1/3；也可按四餐分为1/7、2/7、2/7、2/7。碳水化合物主要来自主食，如米、面粉等，最好选用富含膳食纤维的食物，如糙米、玉米、豆类、荞麦、绿野菜等。尤其是新鲜蔬菜、水果及豆类具有稳定的降血脂作用，要适当摄取。用植物油代替动物油，尽量少吃含胆固醇的动物内脏，如肾、肝等。为了保持代谢平衡，还要供给充足的维生素、矿物质及微量元素。

推荐食谱

早餐：鲜豆浆1杯，花卷1个，拌芹菜丝适量。

午餐：米饭100克，炒三丝（瘦肉丝、豆腐丝、圆白菜丝）1份，油菜1份。

晚餐：玉米粥50克，清蒸鱼1份，素炒莴笋1份。

睡前半小时加餐：苏打饼干40克。

第三节 18 种降脂蔬菜

【黄瓜——减少人体对胆固醇的吸收】

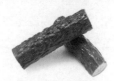

【食物简介】

黄瓜是西汉时期从西域引进我国的,故又名胡瓜;又因其表皮带刺,因此又叫刺瓜。它不但清甜爽脆,可当水果吃,可以入菜,而且还有很好的美容功效。在瓜类中,黄瓜是食用价值较大的品种之一。

【热量天平】

每 100 克所含分量	
脂肪	0.2 克
蛋白质	0.8 克
碳水化合物	2.4 克
膳食纤维	0.5 克
维生素 C	9 毫克
维生素 E	0.46 毫克
总热量	62.7 千焦（15 千卡）

【降脂功效】

黄瓜具有清热、解渴、利尿的作用,它含有的膳食纤维能促进肠道排出食物废渣,减少胆固醇的吸收,从而降低血脂。另外,黄瓜中含有的丙醇二酸,可抑制糖类物质转化为脂肪,尤其适用于心血管病患者。

【适用分量】每日约 100 克。

【饮食安全】

患有肝病、心血管病、肠胃病及高血压者切记不要吃腌黄瓜。

平素脾胃虚寒者及腹泻、胃寒者忌食生冷黄瓜。女性月经来潮期间也忌食生冷黄瓜,寒性痛经者尤其应当禁忌。

【对并发症的益处】

黄瓜中含有丰富的钾盐,钾具有加速血液新陈代谢、排泄体内多余盐分的作用,而它的钠含量很低,能维持人体酸碱平衡,可利尿降压;它热量很低,含水量为 96%～98%,并且有降血糖的作用。因此,对糖尿病患者来说,黄瓜是亦蔬亦果的佳品;水肿时饮黄瓜汁或吃生黄瓜可以减轻症状;常食黄瓜对保持肌肉弹性和防止血管硬化也有一定的作用。

【食用建议】

黄瓜尤其适合在夏天酷暑或发热时食用,适宜肥胖、高血脂、糖尿病、水肿、癌症等患者食用。

由于黄瓜中含维生素较少,因此常吃黄瓜时应该同时吃一些其他蔬果,以免营养不足。

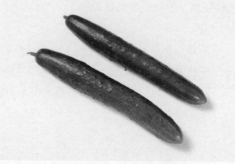

清炒百合黄瓜

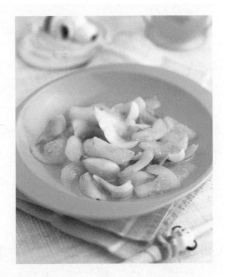

原料

　　鲜百合80克，黄瓜100克，食用油4毫升，盐1克。

制作方法

1. 将黄瓜洗净，去皮后切成大小一致的薄片。
2. 将百合洗干净，掰开成小片。
3. 锅内放油烧热，然后倒入百合片，稍微炒一下。
4. 放入黄瓜，用大火爆炒，调入盐，翻炒均匀即可。

【食疗功效】

　　此菜清淡素口，营养丰富，是适合高血脂患者常用的首选菜肴。

小贴士

　　黄瓜不宜与芹菜、菠菜等富含维生素C的食物同食，也不宜与花生同食，否则易引起腹泻。

凉拌黄瓜

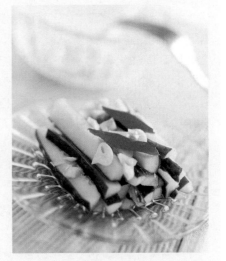

原料

　　黄瓜100克，大蒜、红辣椒各10克，盐3克，辣椒油5毫升，醋少许。

制作方法

1. 将黄瓜切条，码入碟中；大蒜切碎入碗备用；红辣椒切段。
2. 将盐、辣椒油放入碗内与蒜粒调匀，淋在黄瓜上，放上红辣椒段作装饰即可。

【食疗功效】

　　黄瓜味甘性凉，能清热止渴、利水消肿、清火解毒。

小贴士

　　选购黄瓜时，若色泽亮丽，外表有刺状凸起是新鲜的黄瓜。若手摸发软，底端变黄，则黄瓜子多粒大，已经不是新鲜的黄瓜了。

【芹菜——降低血脂】

【食物简介】

芹菜又名蒲芹、药芹、香芹、葫芹等,为我国原产,栽培历史悠久,分布很广,适应性较强。常见的芹菜有青芹菜、白芹菜和大棵芹菜,还有一种水芹菜。青芹叶柄细长,浅绿色,香味浓,品质好;白芹叶柄宽厚,白色,香味淡。

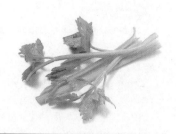

【热量天平】

每 100 克所含分量	
蛋白质	0.6 克
碳水化合物	2.7 克
膳食纤维	0.9 克
维生素 C	6 毫克
维生素 E	0.2 毫克
总热量	54.34 千焦(13 千卡)

【降脂功效】

芹菜营养十分丰富,除了含植物性蛋白质、碳水化合物、钙、磷、铁、维生素 A、维生素 C、维生素 P 等外,还含有芫荽苷、挥发油、甘露醇等,能促进肠道胆固醇排泄,减少对脂肪的吸收,降低血脂。相关研究结果也表明:经常适量吃芹菜的人,体内胆固醇的含量会显著下降。

【适用分量】每次 50 克。

【饮食安全】

芹菜是感光食物,因此食用芹菜后不宜在烈日下暴晒,以免皮肤变黑。

芹菜属于凉性食物,多吃容易影响脾胃的消化吸收功能,因此慢性胃炎、肠炎患者应当少吃芹菜。芹菜不宜与黄瓜、蚬、蛤、毛蚶、蟹、甲鱼、菊花、兔肉等同食。

【对并发症的益处】

芹菜中含有丰富的维生素 P,能降低毛细血管的通透性,软化血管,具有降低血压和血脂的作用。中医认为,芹菜具有平肝清热、祛风利湿、醒脑提神、润肺止咳等功效,经常食用能安神、醒脑,是动脉硬化患者的优质蔬菜,对血管硬化、神经衰弱、头痛脑涨、小儿软骨症等有辅助治疗作用。此外,芹菜能增强人的性功能,西方人称其为"夫妻菜",特别是对于女性,常吃可以促进荷尔蒙的分泌。

【食用建议】

一般人都可食用,尤其适宜高血脂、动脉硬化、高血压、糖尿病、缺铁性贫血、更年期综合征等患者。但血压偏低者应该慎用。

【病友疑问】

Q:年轻人也会患上高血脂吗?

A:由于生活习惯的改变,高血脂已经不只在中老年人中发生,而是逐渐年轻化。因此,即使身体健康,在 20 岁后也要定期检查血脂水平,可每 2 年一次。而本身已有高血压、糖尿病、脂肪肝、动脉粥样硬化等疾病的年轻人,更要注意身体检查,以预防高血脂的发生。

香麻芹菜叶

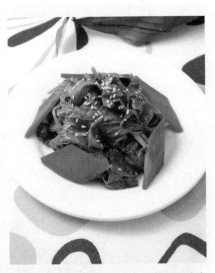

原料

芹菜叶300克，胡萝卜50克，芝麻25克，蒜末10克，陈醋5毫升，盐2克，香油10毫升。

制作方法

1. 将芹菜叶洗净，沥去水；胡萝卜洗净，削去外皮，切成菱形片；芝麻洗净，沥去水，下入烧热的锅中炒香，出锅倒在案板上，用木杖擀碎。

2. 锅内放入清水煮沸，分别下入胡萝卜、芹菜叶煮沸，烫透捞出，放入冷水中投凉捞出，挤去水。

3. 将芹菜叶、胡萝卜放入容器内，加入调料拌匀，装盘即成。

【食疗功效】

此款菜肴可为身体补充丰富的营养素，对高血脂患者有较好的降脂作用。健康人常食此菜可预防高血脂。

小贴士

选购芹菜，色泽要鲜绿，叶柄应是厚的，茎部稍呈圆形，内侧微向内凹，这种芹菜品质是上好的，可以放心购买。

大蒜海蜇拌芹菜

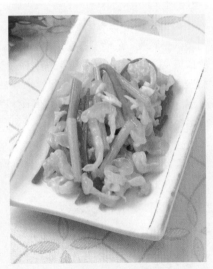

原料

水发海蜇皮、芹菜各150克，胡萝卜50克，大蒜30克，米醋10毫升，盐3克，味精2克，香油10毫升。

制作方法

1. 将海蜇皮用冷水冲洗去盐分，再放入沸水中浸泡30分钟左右，洗净，沥去水分，切成均匀的丝。芹菜择去根、叶，洗净，切成段。胡萝卜削去外皮，洗净，切成丝。大蒜剁成蓉。

2. 锅内放入清水煮沸，下入芹菜段、胡萝卜丝煮沸，余至刚熟捞出，放入冷水中投凉捞出，沥去水分。

3. 将海蜇丝放入容器内，加入芹菜段、胡萝卜丝、蒜蓉、米醋、盐、味精、香油拌匀，装盘即成。

【食疗功效】

此菜可清热解毒、润肠消积、降胆固醇，适宜各型高血脂患者食用，尤其适宜高血脂伴高血压患者食用。

小贴士

生拌海蜇丝务必认真处理，操作过程中要注意卫生，做好防蝇、防尘、防污染等工作，最好是切丝之后再用凉开水反复冲洗干净，晾干，以防食物中毒。

【茄子——预防血清中胆固醇水平增高】

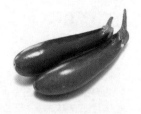

【食物简介】

茄子又名落苏、酪酥、昆仑瓜、矮瓜,是为数不多的紫色蔬菜之一,也是餐桌上十分常见的家常蔬菜。它原产于印度,公元4~5世纪传入中国。它的紫皮里含有丰富的维生素 E 和维生素 P,这是其他蔬菜所无法比拟的。

【热量天平】

每 100 克所含分量	
脂肪	0.3 克
蛋白质	0.8 克
碳水化合物	4.0 克
膳食纤维	1.3 克
维生素 C	8 毫克
维生素 E	1.13 毫克
总热量	96.14 千焦(23 千卡)

【降脂功效】

茄子含有维生素 P,维生素 P 不但可以降低胆固醇,还能增强微细血管的弹性,使血液畅通无阻,有着明显的降脂、活血和通脉的作用,是动脉硬化、高血压和冠心病患者的理想食物。茄子纤维中还含有皂角苷,具有降低血液胆固醇的功效,它与维生素 P 同用能提高微血管弹性,防止血管硬化,对动脉硬化、高血压、冠心病、高血脂有效。

【适用分量】每次 85 克左右。

【饮食安全】

由于茄子性凉,因此体弱胃寒者不宜多吃;老茄子,尤其是秋后的老茄子含有较多茄碱,对人体有害,也不宜多吃。

手术前也不宜吃茄子,否则麻醉剂可能无法被正常分解,会延迟患者苏醒的时间,影响患者的康复速度。

【对并发症的益处】

茄子中维生素 P 的含量远远高于一般蔬菜和水果。维生素 P 又称芦丁,具有降低血压、增强血管弹性、降低毛细血管脆性、防止血管破裂出血、提高血管的修复能力,以及降低血液中胆固醇浓度、抗衰老等作用,还有很好的降压作用。茄子还有防治坏血病及促进伤口愈合的功效。

茄子还含有龙葵碱,能抑制消化系统肿瘤的增殖,对于防治胃癌有一定效果。

【食用建议】

茄子属于寒凉性质的食物,夏天食用有助于清热解暑,对于容易长痱子、生疮疖者,尤为适宜。

【病友疑问】

Q:血看起来混浊就是高血脂吗?

A:不一定。血液中脂肪过高时,的确会让血液呈混浊状,不过也有误认的时候。例如抽血检查,因为抽的血是静脉血,本来看起来就比较暗,并不是高血脂造成的。此外,有些检查项目,抽血不需要经过禁食,例如验血色素、甲状腺功能,如果是刚吃完饭后抽的血,甘油三酯较高,血液也会比较混浊。一般的抽血检查,例如验甘油三酯,则需要事先禁食 8 小时。有时人们常把血混浊和脖子酸、脚麻连在一起,事实上,如果只是纯粹高血脂,还没有其他病变,是不会产生任何症状的。

橄榄油蒸茄子

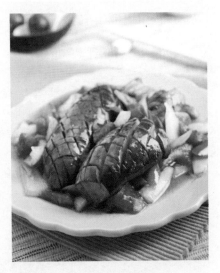

原料

茄子 500 克，青椒 250 克，番茄 120 克，洋葱 50 克，蒜瓣 25 克，橄榄油 70 毫升，盐、酱油、醋各少许。

制作方法

1. 将洋葱、番茄、青椒都切丁，茄子开背花。
2. 锅内放入橄榄油，烧热，放入蒜瓣炒黄后加入茄子，炒至皮色油亮后捞出。
3. 另起锅，放入切好的洋葱、青椒、番茄，加盐调味。稍后放入茄子，加盖焖熟，加少许酱油和醋即可。

【食疗功效】

茄子的预防疾病指数为 26.29，生命力指数为 9.7142，对疾病的康复具有相当高的作用。

小贴士

茄子不宜与螃蟹、黑鱼同食。

肉香茄子煲

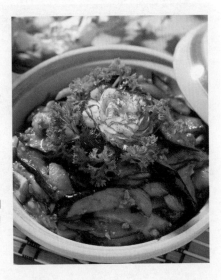

原料

茄子 300 克，瘦肉 100 克，葱 5 克，盐 5 克，上汤 100 毫升，生抽 10 毫升，料酒 5 毫升，香油 3 毫升，胡椒粉 2 克，水淀粉 5 毫升，食用油 15 毫升。

制作方法

1. 将瘦肉洗干净切碎，下少许盐腌制片刻；茄子切成片；葱切花。
2. 烧锅下油，放入茄子，煎至两面金黄色待用。
3. 烧锅下油，放入肉碎，烹入料酒，爆炒至刚熟，加入上汤和茄子，放入盐、生抽、香油、胡椒粉调味，稍焖，用水淀粉勾芡，放入瓦煲内烧煮片刻，撒入葱花即成。

【食疗功效】

常吃茄子（连皮）对防治高血压、动脉硬化、脑血栓、老年斑等有一定功效。

小贴士

要保存的茄子绝对不能用水冲洗，还要防雨淋、防磕碰、防受热，并存放在阴凉通风处。

【菜花——减少患心脏病与脑卒中的危险】

【食物简介】

菜花又叫花椰菜,有白、绿两种,绿色的叫西蓝花、青花菜。它们是由甘蓝演化而来,起源于欧洲地中海沿岸。19世纪中叶传入我国南方,广东、福建、台湾等地最早栽培,上海的花椰菜种植历史也较早,称为花菜。白、绿两种菜花的营养价值及作用基本相同,绿色的胡萝卜素含量比白色的要高一些。

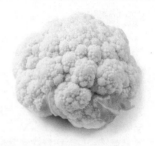

【热量天平】

每100克所含分量	
脂肪	0.4 克
蛋白质	2.1 克
碳水化合物	3.8 克
膳食纤维	1.1 克
维生素 C	88 毫克
维生素 E	0.2 毫克
总热量	112.86 千焦(27 千卡)

【降脂功效】

菜花中含有丰富的黄酮类化合物,除了可以防止感染,还有很好的清理血管的作用,能够防止胆固醇氧化、血小板凝结,减少心脏病与脑卒中的发生率。

【适用分量】 每次 70 克。

【饮食安全】

菜花不能与猪肝同吃,因为菜花含有大量膳食纤维,其中的醛糖残基可与猪肝中的铁、铜、锌等微量元素形成螯合物,降低人体对这些元素的吸收能力。

【对并发症的益处】

菜花不仅对肥胖、视力衰弱及水肿有一定的功效,还可以预防动脉硬化。长期食用菜花可以减少乳腺癌、直肠癌及胃癌的发病概率。西蓝花中含有一定量的类黄酮物质,对高血压、心脏病有调节和预防的功用。菜花中含有铬,而铬在改善糖尿病的糖耐量方面有很好的作用,糖尿病患者长期适量食用,可补充缺乏的铬,改善糖耐量和血脂,对病症有很好的改善作用。

【食用建议】

菜花虽然营养丰富,但吃的时候要多咀嚼几次,才更有利于营养的吸收。切忌煮得过烂。

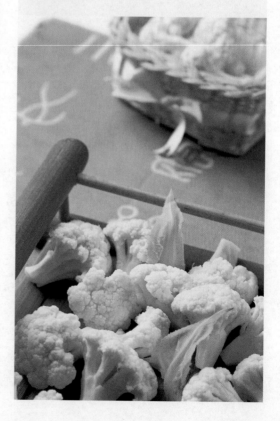

金汤菜花

原 料

咸蛋黄 3 个，菜花 200 克，盐、食用油、水淀粉各适量。

制作方法

1. 将菜花焯水煮熟，上碟待用。
2. 将咸蛋黄蒸熟后捣碎，放入锅中，加水、盐，煮至完全溶解，用水淀粉勾薄芡，加熟食用油，淋在菜花上即可。

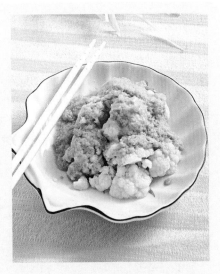

【食疗功效】

花椰菜不仅是营养丰富的蔬菜，更是一种保健蔬菜。美国公众利益科学中心把花椰菜列为十种超优食物之一。花椰菜中的维生素 K 能维护血管的韧性，使其不易破裂。

小贴士

花椰菜中容易生菜虫，常有残留的农药，在吃之前，将其放在盐水里浸泡几分钟，菜虫就跑出来了，还能去除残留的农药。

珍珠菜花

原 料

菜花 400 克，甜玉米粒 50 克，水淀粉、食用油、盐、味精、姜汁、葱汁、花椒水、鲜汤、香油各适量。

制作方法

1. 把菜花洗净掰成小朵，用开水烫至六成熟，用清水晾凉，控净水。
2. 锅内放油，加热至五成热时，放入菜花炒几下，再放盐和玉米粒、鲜汤、味精、葱姜汁、花椒水。
3. 煮至沸，用水淀粉勾芡，淋香油，翻炒几下即可装盘。

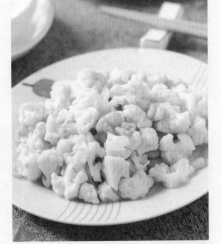

【食疗功效】

玉米中含丰富的烟酸，能降低血清胆固醇的浓度、甘油三酯，高血脂患者食用玉米有助防止动脉硬化。

小贴士

制作花椒水时，以 50 克花椒兑 3000 克水的比例，提前一天烧开，并浸泡一晚即可。

【香菇——降脂作用显著】

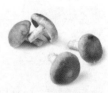

【食物简介】

　　香菇又称香蕈、椎耳、香信、冬菇、厚菇、花菇等,是我国传统的著名食用菌。它味道鲜美,香气沁人,营养丰富,位列草菇、平菇、白蘑菇之上,素有"植物皇后"、"菇中之王"的美誉,被人们列为"山八珍"之一。市场上常见的香菇为干制品,须经发制才能烹调使用。

【热量天平】

每 100 克所含分量	
脂肪	1.2 克
蛋白质	20 克
碳水化合物	30.1 克
膳食纤维	31.6 克
维生素 C	5 毫克
维生素 E	0.66 毫克
总热量	881.98 千焦（221 千卡）

【降脂功效】

　　香菇中含有降脂成分香菇太生和香菇嘌呤,可防止脂质在动脉壁沉积,具有显著降低胆固醇、甘油三酯的作用,其功效可以和目前临床上的一些降脂药物相媲美。

【适用分量】　每次 4 ~ 8 朵即可。

【饮食安全】

　　古人经验认为香菇为动风食物,痘疹后、产后、病后均应忌食;患有顽固性皮肤瘙痒症者也应忌食。

【对并发症的益处】

　　经常食用香菇对预防人体,特别是婴儿因缺乏维生素 D 而引起的血磷、血钙代谢障碍导致的佝偻病有益,可预防人体各种黏膜及皮肤炎症。它所含的香菇太生可预防血管硬化,降低血压,高血压患者可将香菇煎水代茶喝。它含有较丰富的微量元素硒,而硒有与胰岛素相类似的调节糖代谢的生理活性,适量食用能降低血糖、改善糖尿病症状。香菇灰分中含有大量钾盐及其他矿物质元素,被视为防止酸性食物中毒的理想食物。现代研究证明,香菇多糖可调节人体内有免疫功能的 T 细胞活性,对癌细胞有强烈的抑制作用。香菇中还含有双链核糖核酸,能诱导产生干扰素,具有抗病毒能力。

【食用建议】

　　购买香菇时以梗粗短、伞肉厚实的为宜,而伞部内侧变黑或伞部乌黑潮湿的不宜食用。发好的香菇要放在冰箱里冷藏才不会损失营养。泡发香菇的水不要丢弃,因为很多营养物质都溶在水中。

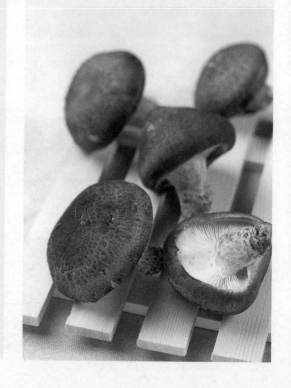

香菇冬瓜汤

原料

香菇 20 克，冬瓜 300 克，小葱、香菜各 10 克，姜、盐各适量。

制作方法

1. 鲜香菇洗净，切片；冬瓜去皮切片；葱切段。
2. 清水加姜片煮沸，将香菇和冬瓜片一起放进锅中，待煮开后加入适量盐，再煮 3 分钟，加入葱段煮沸。
3. 盛出后加香菜作装饰即可。

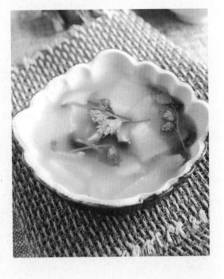

【食疗功效】

此汤有清脂、养胃、健脾、利尿的功效，尤其适宜中老年体虚久病者及高血脂患者。

小贴士

鲜香菇经过干制以后，香菇中的核糖核酸更容易释放出来，并且更容易被水解为鸟苷酸，使鲜味提高 10 倍。

二冬香菇鹌鹑汤

原料

天冬 10 克，麦冬 10 克，鹌鹑 1 只，瘦肉 20 克，香菇 20 克，笋干 20 克，料酒 10 毫升，姜片、盐、鸡精各适量。

制作方法

1. 天冬、麦冬、香菇洗净；鹌鹑宰杀，去内脏，洗净；瘦肉洗净，切块；笋干洗净，切块。
2. 锅内烧水，水开后放入鹌鹑、瘦肉汆去血污，再捞出洗净。
3. 将所有原料一起放入炖盅，加入适量开水，大火煮开后改用小火炖 2 小时，调味即可。

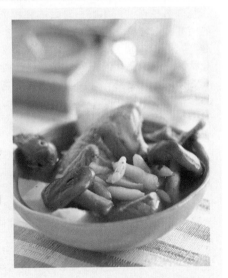

【食疗功效】

天冬养阴清热，润肺滋肾；麦冬养阴清热，润肺止咳；香菇助消化，降血脂；笋干开胃，助消化。鹌鹑利水消肿，补益五脏。此汤感冒咳嗽者慎食。

小贴士

在食用干香菇时，浸泡的水最好不要扔掉（可以入菜），因为具有保健功效的香菇嘌呤易溶于水，在浸泡香菇的水里含量较高。

【洋葱——预防高血脂和冠心病】

【食物简介】

洋葱又叫葱头、球葱、玉葱等,为百合科植物洋葱的鳞茎,原产中亚和地中海沿岸,近百年来传入我国。它的营养价值很高,在国外被誉为"菜中皇后",是一种集营养、医疗和保健于一身的特色蔬菜。

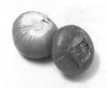

【热量天平】

每 100 克所含分量	
脂肪	0.2 克
蛋白质	1.1 克
碳水化合物	8.1 克
膳食纤维	0.9 克
维生素 C	8 毫克
维生素 E	0.14 毫克
总热量	163.02 千焦(39 千卡)

【降脂功效】

洋葱是目前所知唯一含有前列腺素 A 的植物。这种物质是一种较强的血管扩张剂,能舒张血管,降低血液黏稠度,增加冠状动脉血流量,还有降低和预防血栓形成的作用,并含有二烯丙基二硫化合物和部分氨基酸,具有降脂、降压,抗动脉粥样硬化和防心肌梗死的奇特功效,其降脂作用比药物安妥明还要理想。

此外,洋葱还含有三烯丙基二硫化物及硫氨酸,它们具有促进血凝块溶解、降低血脂、扩张冠状动脉和增加外周血管血流量的作用。国外学者研究认为,中老年人多吃洋葱,可以防止高血脂、动脉硬化、脑血栓、冠心病的发生和发展。

【适用分量】 以每次 1 个(约 50 克)为宜。

【饮食安全】

有皮肤瘙痒性疾病和患有眼疾、眼部充血者应当少吃。一般人也不宜过量食用,因为其容易产生挥发性气体,过量食用会产生胀气和排气过多,使人不适。

【对并发症的益处】

洋葱气味辛辣。能刺激胃、肠及消化液分泌,促进食欲,促进消化,且洋葱不含脂肪,其精油中含有可降低胆固醇的含硫化合物的混合物。

【食用建议】

特别适宜高血压、高血脂、动脉硬化等心血管疾病、糖尿病、癌症、急慢性肠炎、痢疾患者以及消化不良者。选购洋葱时,应以球体完整,没有裂开或损伤,表皮完整光滑,没有腐烂者为佳。将洋葱放在透气的容器如篮子中,置放在通风良好的阴凉处是最好的保存方式。

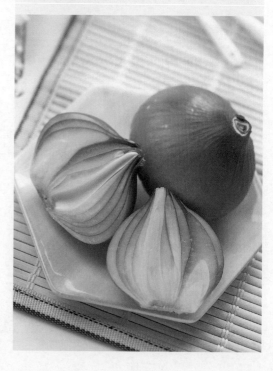

凉拌洋葱

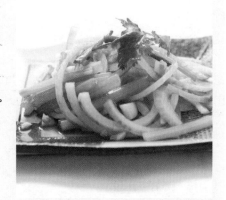

原料

洋葱 250 克，芹菜 100 克，辣椒、蒜末、香菜、番茄酱、甜辣酱、酱油、盐、糖各适量。

制作方法

1. 洋葱切丝，芹菜切段用少量盐稍腌，辣椒切丝，香菜切段。
2. 将洋葱、芹菜、辣椒、蒜末加番茄酱、甜辣酱、酱油、糖一起搅匀。
3. 最后再加入香菜拌匀即可。

【食疗功效】

此菜营养丰富，有温肺化痰、解毒杀虫的功效。

小贴士

患有瘙痒性皮炎、急性眼疾及狐臭等患者忌食洋葱。

洋葱虾米豆腐番茄汤

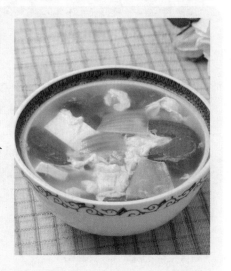

原料

老豆腐 100 克，番茄 150 克，鸡蛋 50 克，虾米 20 克，洋葱 30 克，胡椒粉 3 克，食用油 20 毫升，上汤适量。

制作方法

1. 豆腐切块，洋葱去皮切块，番茄去蒂切块，虾米浸水 30 分钟后沥干；鸡蛋打散。
2. 把 3 汤匙油烧热，依次炒虾米、洋葱和番茄，加上汤拌炒，撇去泡沫，放胡椒粉。
3. 把豆腐、蛋液倒入，煮约 5 分钟即可。

【食疗功效】

此汤具有抗坏血病、杀菌消滞、降低血脂的作用。

小贴士

番茄忌与石榴同食。

【豆腐——降低血脂】

【食物简介】

豆腐是大豆的加工制品，在古代被人们称为"黎福"、"小宰羊"，认为它的营养价值可与羊肉相媲美。的确，它不仅是味美的食物，而且营养丰富，其营养与大豆相当，比大豆更容易消化吸收，是延年益寿的保健佳品，因此广受人们青睐。

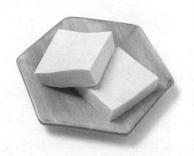

【热量天平】

每100克所含分量	
脂肪	4.8 克
蛋白质	12.2 克
碳水化合物	1.5 克
膳食纤维	0.5 克
维生素 C	0.03 毫克
维生素 E	6.7 毫克
总热量	409.64 千焦（98 千卡）

【降脂功效】

现代营养学研究证明，豆腐中所含的大豆蛋白可以显著降低血浆胆固醇、甘油三酯和低密度脂蛋白水平，保护血管细胞，有助于预防心血管疾病。人体如果每日摄入 30 ~ 50 克大豆蛋白，就能显著降低血清总胆固醇、低密度脂蛋白及甘油三酯水平，而不影响高密度脂蛋白胆固醇水平。

【适用分量】

成年人每日 80 克，儿童每日 50 克，孕妇或重体力劳动者每日 100 克。

【饮食安全】

老年人、肾脏病患者、缺铁性贫血患者、痛风患者要少吃，胃寒，易腹胀、腹泻者也不宜多食，患有严重肾病、痛风、消化性溃疡、动脉硬化、低碘者应禁食。

【对并发症的益处】

现代医学证明，豆腐有抗氧化的功效，能有效地预防骨质疏松、乳腺癌和前列腺癌的发生，是更年期女性的"保护神"。丰富的大豆卵磷脂有益于神经、血管、大脑的生长发育，比起吃动物性食物或鸡蛋来补养、健脑，豆腐有着极大的优势。因为它在健脑的同时，所含的豆固醇还抑制了胆固醇的摄入。

【食用建议】

豆腐的营养虽然很好，但也有不足之处，它所含的大豆蛋白缺少一种必需氨基酸——蛋氨酸。如果单独食用豆腐，蛋白质的利用率低；而蛋类、肉类蛋白质中的蛋氨酸含量较高，假如将豆腐与此类食物混合食用，营养会更全面。

【病友疑问】

Q：我血脂较高，但有时会睡不着觉，能吃安眠药吗？

A：最好是不要吃。因为安眠药中含有镇定成分，会在不同程度上使血液流动的速度减慢，增加血液黏稠度，使病情恶化，从而可能引发脑卒中。

番茄松花豆腐

原料

番茄100克，豆腐250克，松花蛋2个，榨菜丝50克，葱10克，大蒜10克，姜10克，盐3克。

制作方法

1. 将番茄去蒂切块，豆腐切块，松花蛋蒸熟切块，姜切片，葱切花，大蒜切蓉。
2. 锅内加水煮沸，放入番茄、豆腐煮至刚熟，捞起待用。
3. 将处理好的番茄、豆腐、松花蛋、蒜蓉、姜片、榨菜丝加入盐拌匀，上碟，撒上葱花即成。

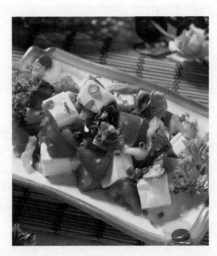

【食疗功效】

豆腐性凉味甘，所含的优质蛋白、矿物质、维生素等营养成分与牛肉、猪肉相当，有"植物肉"之美称。番茄所含的特殊成分番茄红素，有助消化、生津液、利尿的作用，并能抑制细菌生长。此菜营养丰富，生津润燥、清热解毒。

小贴士

豆腐中含有大量的雌激素——类黄酮，故多吃豆腐还可以很好地补充雌激素。

红花生姜豆腐汤

原料

红花10克，生姜3片，豆腐500克，红糖适量。

制作方法

1. 将红花拣去杂质，与生姜片一起煎煮取汁；豆腐洗净，切块。
2. 将红花汁与豆腐一起放入锅内，煮约30分钟，至豆腐出现蜂窝状小孔。
3. 加入适量红糖调味即可。

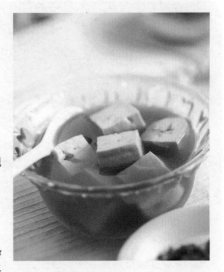

【食疗功效】

红花活血化淤。豆腐益气和中、生津解毒。此汤清热减肥，适用于气滞血淤所致的胃脘疼痛，痛处固定不移及慢性肝炎、早期肝硬化、脂肪肝、高血脂等。

小贴士

做豆腐前，用盐水焯一下，再做菜就不容易碎了。

〖黑木耳——可预防和治疗动脉粥样硬化〗

【食物简介】

黑木耳是一种营养丰富的食用菌，它的别名很多，因生长于腐木之上，其形似人的耳朵，故名木耳；又似蛾蝶玉立，又名木蛾；因它的味道有如鸡肉鲜美，故也叫树鸡、木机（古南楚人谓鸡为机）；重瓣的木耳在树上互相镶嵌，宛如片片浮云，又有云耳之称。它味道非常鲜美，食用价值也很高，是传统的保健食品，营养价值与动物性食物相当。

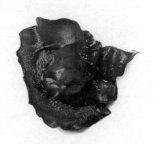

【热量天平】

每 100 克所含分量	
脂肪	1.2 克
蛋白质	12.4 克
碳水化合物	36.2 克
膳食纤维	33.4 克
维生素 C	5 毫克
维生素 E	11.34 毫克
总热量	856.9 千焦（205 千卡）

【降脂功效】

近年来的医学研究证实，黑木耳有抗血小板凝聚、降低血脂和防止胆固醇沉积的作用。同时，黑木耳有抗脂质过氧化的作用。脂质过氧化可能使人衰老，因此，老年人经常食用黑木耳，不仅可以防治高血脂、动脉硬化和冠心病，还能延年益寿。

【适用分量】 每日 15 克。

【饮食安全】

鲜木耳含有毒素，不可食用。干木耳烹调前宜用温水泡发，泡发后仍然紧缩在一起的部分不宜吃。

由于黑木耳有活血抗凝的作用，因此有出血性疾病者不宜食用，孕妇也不宜多吃。性冷淡、阳痿患者也不宜食用黑木耳。

【对并发症的益处】

黑木耳具有一定的吸附能力，对人体有清涤胃肠和促消化的作用。中医认为黑木耳有滋润强壮、清肺益气、补血活血、镇静止痛等功效，是中医用来治疗腰腿疼痛、手足抽筋麻木、痔疮出血和产后虚弱等病症常用的配方药物。它还能减低血液凝块，缓和冠状动脉粥样硬化，对预防和治疗冠心病有特殊的效果。

【食用建议】

从节气上看，小暑前采收的黑木耳质量较好，朵大肉厚，水发性好；立秋后采收的黑木耳质量差一些，大小不均，肉薄，水发性差。

【病友疑问】

Q：最近血脂水平得到了很好的控制，降低了很多，是不是就可以停止服药了呢？

A：不能。即使血脂降低到预定目标时，也不能停止服药，而是要适当减少用药量，长期以小剂量来维持治疗效果，使血脂水平稳定下来。高血脂是慢性病，是逐渐形成的，短期服药是不可能彻底治愈的。

木耳鸡蛋炒黄花菜

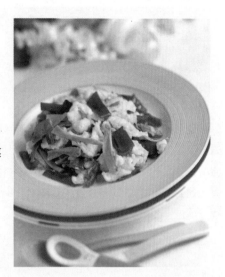

原料

木耳20克，黄花菜80克，鸡蛋1个，食用油5毫升，盐2克，水淀粉、葱花适量。

制作方法

1. 将木耳放入温水中泡发，去杂洗净，撕成小片；黄花菜用冷水泡发，去杂洗净，挤去水分，切成小段；鸡蛋打散。
2. 锅内放油烧热，放入葱花煸香，放入黄花菜、木耳煸炒。
3. 加入鸡蛋，炒至成块，用水淀粉勾芡，加盐出锅即成。

【食疗功效】

木耳味甘、性平，归胃、大肠经，具有益气、润肺、补脑、轻身、凉血、止血、涩肠、活血、养容等功效。

小贴士

木耳不宜与田螺同食。

木耳拌莲藕

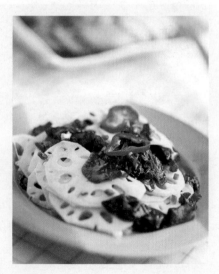

原料

木耳50克，莲藕150克，红辣椒、葱花、盐、醋、香油各适量。

制作方法

1. 将藕切片，木耳泡发备用。
2. 锅煮沸水，将木耳、藕片煮1分钟左右，捞出，放在碗内晾凉备用。
3. 将盐、醋、香油、切碎的红辣椒、葱花放入碗内，一起拌匀即可。

【食疗功效】

木耳富含碳水化合物、蛋白质、脂肪、热量、维生素和矿物质，有益气、充饥、轻身强智、止血止痛、补血活血等功效。

小贴士

食萝卜时不要吃木耳，两者一起食用可能引起皮炎。

【韭菜——对高血脂和冠心病患者有益】

【食物简介】

韭菜又名起阳草，性温、味甘辛，是人们普遍喜食的蔬菜之一。它不但是调味的佳品，而且是富含营养的佳蔬良药。它含有蛋白质、脂肪、碳水化合物，最有价值的是含有丰富的胡萝卜素与维生素 C，在蔬菜中处于领先地位。

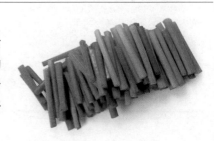

【热量天平】

每 100 克所含分量	
脂肪	0.4 克
蛋白质	2.7 克
碳水化合物	0.3 克
膳食纤维	1.6 克
维生素 C	15 毫克
维生素 E	2.6 毫克
总热量	66.88 千焦（16 千卡）

【降脂功效】

韭菜中含有挥发性精油、硫化物的混合物以及丰富的膳食纤维，对高血脂及冠心病患者十分有益。

【适用分量】 每次 50 克。

【饮食安全】

多食会上火，而且不易消化，因此每次不宜多吃，阴虚火旺、有眼疾和胃肠虚弱者尤其不宜多食。

隔夜的熟韭菜不能再吃。

服用维生素 K 时不能吃韭菜，否则会降低药效。

【对并发症的益处】

韭菜含有较多的膳食纤维，能增强肠胃蠕动，对预防肠癌有极好的效果。韭菜温补肝肾、助阳固精的作用很突出，因此在药典上有"起阳草"之称。此外，韭菜有温中行气、散血解毒、保暖、健胃整肠的功效，对反胃呕吐、消渴、吐血、尿血、痔疮以及创伤淤肿等症，都有相当好的缓解作用。

【食用建议】

初春时节的韭菜品质最佳，晚秋的次之，夏季的最差，因此春天是吃韭菜的最佳时节。

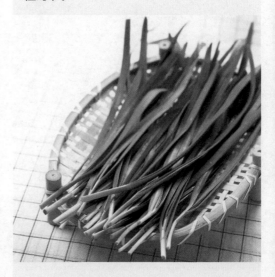

韭菜蚬肉包

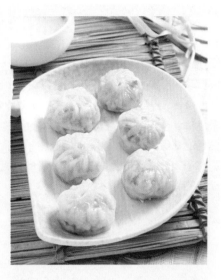

原料

韭菜 100 克，蚬肉 50 克，菜脯 2 条，澄面 250 克，淀粉 100 克，热开水 150 毫升，盐适量。

制作方法

1. 将韭菜切粒，菜脯切粒，蚬肉洗净。
2. 将韭菜、菜脯、蚬肉快炒至熟，调味，勾芡上碟。
3. 将澄面、淀粉拌匀，用盘子装好，倒入热开水，快速搅拌至粉半熟，搓成面团。将面团分剂，擀皮，包入步骤 2 中的馅料，做成包子形，蒸约 5 分钟即可。

【食疗功效】

韭菜根味辛，入肝经，温中，行气，散淤。叶味甘辛咸，性温，入胃、肝、肾经，温中行气，散淤，补肝肾，暖腰膝，壮阳固精。

小贴士

韭菜不宜与蜂蜜、白酒、牛肉、牛奶同食。

萝卜炒韭菜

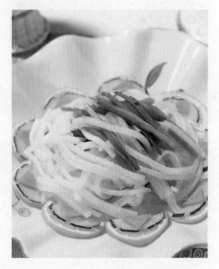

原料

白萝卜 200 克，韭菜 100 克，火腿、蒜子各 10 克，盐 6 克，糖 1 克，食用油 10 毫升，水淀粉适量。

制作方法

1. 将白萝卜去皮切丝，韭菜洗净切段，火腿切丝，蒜子切成蓉。
2. 将白萝卜丝用中火煮去苦味，倒出待用。
3. 将蒜蓉、韭菜、火腿丝炒片刻，加白萝卜丝，调入盐、糖炒匀，水淀粉勾芡即成。

【食疗功效】

韭菜活血散淤、理气降逆、温肾壮阳，韭汁对痢疾杆菌、伤寒杆菌、大肠杆菌、葡萄球菌均有抑制作用。

小贴士

韭菜含有挥发性的硫化丙烯，因此具有辛辣味，有促进食欲的作用。

【冬瓜——去除体内多余的脂肪】

【食物简介】

冬瓜又名白瓜、枕瓜等。它是一种名不副实的瓜,产于夏季而非冬季,之所以被称为冬瓜,是因为它成熟时表皮上有一层白色的霜状粉末,就像冬天结的霜一样。它肉质清凉,几乎不含脂肪,碳水化合物含量少,故热量低,属于清淡性食物,是夏季极佳的消暑蔬菜。

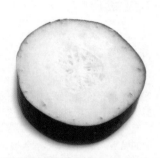

【热量天平】

每 100 克所含分量	
脂肪	0.2 克
蛋白质	1.5 克
碳水化合物	0.5 克
膳食纤维	1.1 克
维生素 C	16 毫克
维生素 E	0.08 毫克
总热量	29.26 千焦(7 千卡)

【降脂功效】

首先,冬瓜本身几乎不含有脂肪。其次,冬瓜中含有的丙醇二酸、烟酸、B 族维生素,丙醇二酸能抑制碳水化合物转化为脂肪;烟酸能降低血中胆固醇、甘油三酯的含量;B 族维生素能促使淀粉和糖类转化为热量。这三类物质共同作用,降脂作用显著。因此,经常食用冬瓜,能去除身体内多余的脂肪和水分,维护身体健康。

【适用分量】 每日 60 克。

【饮食安全】

冬瓜性偏寒,久病者不宜多吃,平素脾肾阳虚及久病滑泻者不能吃。

【对并发症的益处】

冬瓜属高钾低钠食物,能利尿,因而有助于减轻体重,降低血压。冬瓜不含脂肪,产热少,肥胖者食用可以瘦体健身。经常食用冬瓜,对高血压、动脉粥样硬化、肾炎水肿等均有辅助治疗作用。

【食用建议】

一般人都可以食用,患有肾病、糖尿病、高血压、高血脂、冠心病者特别适宜。

市场上的冬瓜有青皮、黑皮和白皮(粉皮)三类。黑皮冬瓜肉厚、肉质致密,品质最好。

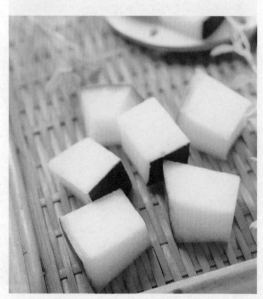

素火腿扣白玉

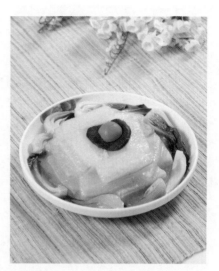

原料

冬瓜 200 克，胡萝卜 30 克，姜、青菜胆、盐、食用油、淀粉各适量。

制作方法

1. 将冬瓜去皮去子，切双飞片（两刀一片）。胡萝卜去皮切小片，姜去皮切末。青菜胆洗净，焯熟后备用。
2. 锅内烧水，把冬瓜下入开水中煮透，捞起冲透，再把胡萝卜片酿入冬瓜夹内，整齐地扣入深碗内，加入姜末蒸 20 分钟。
3. 然后倒扣入碟内，拿开扣碗，周围用菜胆围边。烧锅下少许油，调入盐煮沸，用水淀粉勾薄芡，淋在冬瓜上即可。

【食疗功效】

胡萝卜能降低血脂、血压；冬瓜中富含的维生素 B_1 能改善脂肪代谢，减少脂肪合成。

小贴士

挑选冬瓜时用指甲掐一下，皮较硬，肉质致密，种子已成熟变成黄褐色的冬瓜口感好。

石斛麦冬煮冬瓜

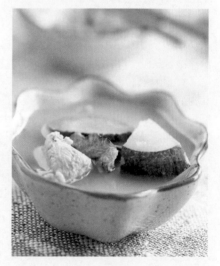

原料

苍术 15 克，泽泻 15 克，冬瓜 250 克，瘦肉 500 克，姜 3 片，盐、鸡精各适量。

制作方法

1. 将苍术、泽泻洗净；冬瓜洗净，切块；瘦肉洗净，切块。
2. 锅内烧水，水开后放入瘦肉煮去表面的血污，捞出洗净。
3. 将苍术、泽泻、冬瓜、瘦肉、姜片一起放入煲内，加入适量清水，大火煲沸后用小火煲 1 小时，放盐、鸡精调味即可。

【食疗功效】

苍术能降血糖、降血脂、减肥；泽泻利水渗湿，对治疗高血脂、糖尿病、脂肪肝、脑卒中恢复期等均有明显疗效。冬瓜历来是减肥消脂的妙品。脾胃虚弱或泻泄者慎食此汤。

小贴士

冬瓜是一种比较理想的解热利尿食物，连皮一起煮汤，效果更明显。

【胡萝卜——防止血脂升高】

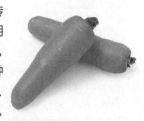

【食物简介】

　　胡萝卜又名金笋、丁香萝卜等，原产于中亚细亚一带，元末时传入我国，故称胡萝卜，有红、紫红、橘黄、姜黄色等品种。它富含胡萝卜素，1分子的胡萝卜可得2分子的维生素A，故又被称为胡萝卜A原。它不仅含糖量高于一般蔬菜，而且含有蛋白质、脂肪、矿物质及丙种维生素等多种营养成分，因此也被誉为"小人参"。它是一种难得的"果、蔬、药"兼用品，在西方被视为菜中上品，荷兰人把它列为"国菜"之一。

【热量天平】

每 100 克所含分量	
脂肪	0.3 克
蛋白质	0.9 克
碳水化合物	7.9 克
膳食纤维	1.2 克
维生素 C	12 毫克
维生素 E	0.5 毫克
总热量	158.84 千焦（38 千卡）

【降脂功效】

　　胡萝卜中富含维生素A原，5种必需氨基酸，十几种酶以及钙、磷、铁、氟、锰、钴等微量元素和膳食纤维，这些成分对防止血脂升高、预防动脉粥样硬化很有好处。胡萝卜中还含有槲皮素、山奈酚等，能增加冠状动脉血流量，降低血脂、血压，强心。此外，它还富含果酸钙，果酸钙与胆汁酸结合后从大便中排出。身体要产生胆汁酸，就会动用血液中的胆固醇，从而促使血液中胆固醇水平降低。

【适用分量】 每餐 1 根（约 70 克）。

【饮食安全】

　　在吃胡萝卜时，应注意炒熟再吃，而不宜生吃，因为生吃时不易消化，大部分维生素会流失掉。

　　过多食用胡萝卜时会出现皮肤黄染、恶心、厌食、乏力等症状，停食胡萝卜后症状会很快消失。

【对并发症的益处】

　　胡萝卜中的琥珀酸钾盐是降低血压的有效成分，高血压患者饮胡萝卜汁可使血压迅速降低。它含有丰富的胡萝卜素，能有效对抗人体内的自由基，可降血糖、降血压等，有助于防治糖尿病，预防血管硬化。它含有较多的维生素 B_2（核黄素）和叶酸，叶酸也有抗癌作用。胡萝卜中的木质素也有提高机体免疫力和间接消灭癌细胞的作用。

【食用建议】

　　由于胡萝卜素和维生素 A 是脂溶性物质，所以应当用油炒熟或和肉类一起炖煮后再食用，以利于吸收。

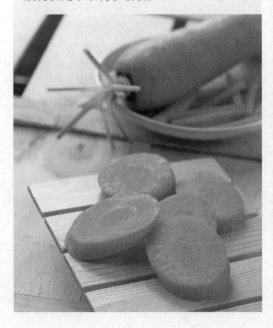

甘蔗萝卜煲黑鱼

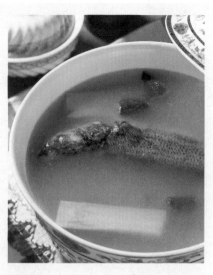

原料

　　黑鱼 400 克，甘蔗 200 克，胡萝卜 300 克，陈皮 10 克，姜 10 克，葱 10 克，盐 6 克，食用油适量。

制作方法

1. 黑鱼宰洗干净，甘蔗、胡萝卜切块，陈皮洗净，葱切段，姜切片。

2. 烧锅下食用油，放入姜片、黑鱼，煎至黑鱼呈两面金黄色时铲起待用。

3. 将黑鱼、甘蔗、胡萝卜、陈皮、姜片、葱段放入瓦煲中，加入清水煲 2 小时，调入盐即成。

【食疗功效】

　　此菜有健脾消食、补肝明目、清热解毒、透疹、降气止咳等功效。

小贴士

　　胡萝卜不宜与白萝卜、白酒一起食用。

胡萝卜烧鱼丸

原料

　　白鱼丸、胡萝卜各 100 克，上海青 300 克，姜、木耳（水发）、盐各 5 克，熟鸡油 1 毫升，食用油、糖、水淀粉各适量。

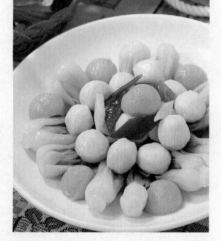

制作方法

1. 将胡萝卜改球，上海青改成菜胆洗净，木耳洗净切片，姜去皮切片。

2. 将胡萝卜球加盐煮透，上海青烫熟摆在碟周围。

3. 下油，入姜片、木耳、白鱼丸、胡萝卜球烧透，入盐、糖，用水淀粉勾芡，淋上熟鸡油，起锅倒入菜胆中间即可。

【食疗功效】

　　胡萝卜营养价值丰富，含有多种胡萝卜素、维生素及微量元素等，被称作"平民人参"。

小贴士

　　胡萝卜时最好用油类烹调后食用，或同肉类同煨，以保证其有效成分被人体吸收利用。

【南瓜——防止血脂升高和动脉硬化】

【食物简介】

南瓜又名番瓜、倭瓜、饭瓜等，虽然外形比较土气，但味甜肉厚，可以代替粮食，而且皮肉都可食用，同时有一定的食疗价值，深受现代人的喜爱。它含有丰富的胡萝卜素、B族维生素，其维生素A含量比绿色蔬菜高，因此也被许多女性称为"最佳的美容食品"。

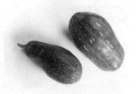

【热量天平】

每100克所含分量	
脂肪	0.1 克
蛋白质	0.7 克
碳水化合物	4.5 克
膳食纤维	0.8 克
维生素 C	8 毫克
维生素 E	0.36 毫克
总热量	91.96 千焦（22 千卡）

【降脂功效】

南瓜中含有大量的维生素E，它能显著降低血脂，防止动脉硬化，改善人体血液循环。同时，南瓜中还含有一定量的果胶，果胶有很强的吸附能力，能帮助人体排出多余的胆固醇，保护心脑血管的健康。

【适用分量】每日100克。

【饮食安全】

素体胃热炽盛者少食，气滞中满者应慎食，患有脚气、黄疸者忌食南瓜。

【对并发症的益处】

南瓜中含有丰富的果胶和微量元素钴，果胶可延缓肠道对糖和脂质的吸收，使饭后血糖不至于上升得太快；钴是胰岛细胞合成胰岛素所必需的微量元素，能促进胰岛素分泌，控制餐后血糖水平。因此，常吃南瓜有助于防治糖尿病。南瓜能消除致癌物质——亚硝酸铵的突变作用，其中的果胶还可以中和和清除体内重金属和部分农药，因此有防癌、防中毒的作用，并能帮助肝、肾功能减弱者增强肝肾细胞的再生能力。吃南瓜也可以有效地防治高血压以及肝脏和肾脏的一些病变。

【食用建议】

腌肉、腌鱼吃得太多时，可以吃南瓜来中和。用南瓜和大米熬粥，对体弱气虚的中老年人大有裨益。

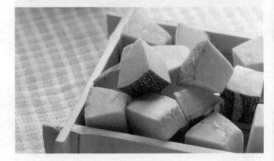

【病友疑问】

Q：为什么高血脂患者要多吃绿色或黄色食物？

A：绿色及黄色食物主要是指蔬菜水果。其中，蔬菜是矿物质如钙、磷、钾、铁、铜、碘、铝、锌、镁和微量元素如氟的重要来源，尤其以绿叶蔬菜含量最为丰富。蔬菜中的钾、镁含量很丰富，其中不少比水果中的含量还要高。如果每日能吃上500克蔬菜，那么其中的钾、镁等多种元素基本上可以满足人体的需要。蔬菜也是多种维生素，尤其是维生素C和胡萝卜素的良好来源。高血脂患者多食用绿色或黄色蔬菜，有利于降低血胆固醇水平和保护动脉壁，而且由于这类患者常常会忌吃动物性食物（尤其是动物内脏），导致维生素A摄入不足，而黄、绿色蔬菜所含的大量胡萝卜素可以补充这个不足。此外，水果中也含有丰富的维生素C，可以大大降低冠心病患者的死亡率，是防治冠心病的理想食物。因此，从预防和保健的角度来说，高血脂患者多吃这些食物对身体的康复是非常有益的。

奶香南瓜露

原料

南瓜 100 克，糖 5 克，牛奶 2 毫升。

制作方法

1. 将南瓜切块，蒸熟。
2. 把南瓜放入搅拌机中，加入糖、牛奶及适量开水，搅拌至南瓜成蓉即可。

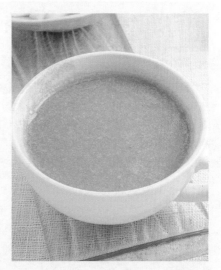

【食疗功效】

南瓜富含锌，有益皮肤和指甲的健康，其中抗氧化剂β-胡萝卜素具有护眼、护心等功效。另外，南瓜子是有益大脑健康的重要脂肪酸的极好食物源。

小贴士

南瓜不宜与羊肉、虾、鲣鱼、螃蟹、黄鳝、带鱼同食。

南瓜海带汤

原料

南瓜、龙骨各 300 克，海带 100 克，猪肉 200 克，姜、盐、鸡精各 5 克。

制作方法

1. 将龙骨、猪肉斩件；海带洗净；南瓜去皮、子，洗净切块。
2. 将龙骨、猪肉用沸水氽去表面血渍，倒出洗净。
3. 用瓦煲装水，大火煲滚后放入龙骨、猪肉、海带、南瓜、姜煲 2 小时，调入盐、鸡精即可食用。

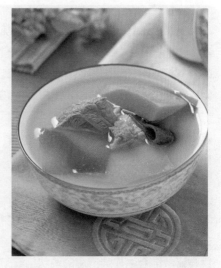

【食疗功效】

南瓜所含的果胶可以保护胃肠道黏膜免受粗糙食物刺激，促进溃疡愈合。另外，南瓜所含成分能促进胆汁分泌，加强胃肠蠕动，促进消化。

小贴士

距离南瓜皮越近的部分，营养越丰富。因此，南瓜去皮越少越好。南瓜子可以煮着吃或晒干后炒着吃。

【番茄——降低血浆胆固醇浓度】

【食物简介】

番茄又名西红柿、洋柿子、红茄、爱情果等，原产于南美洲，被人们当成有毒的果子，叫做"狼桃"。它大约在明代传入中国，最早见于《群芳谱》一书，名"番茄"。由于它的形状酷似柿子，颜色又是红的，并来自西方，故得此名。它以鲜嫩多汁的肉质浆果供食，生熟皆能食用，味微酸适口，是一种深受人们喜爱的蔬菜，也有"平民水果之王"的称号。

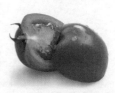

【热量天平】

每 100 克所含分量	
脂肪	0.2 克
蛋白质	0.9 克
碳水化合物	3.54 克
膳食纤维	0.5 克
维生素 C	8 毫克
维生素 E	0.57 毫克
总热量	62.7 千焦（15 千卡）

【降脂功效】

番茄中含有一种独特成分——番茄红素，它是脂溶性生物类黄酮物质，具有与胡萝卜素相似的抗氧化作用，可防止高密度脂蛋白氧化，降低血浆胆固醇浓度。目前，一些西方国家已经使用天然的番茄红素来防治高胆固醇或高脂血症，结果显示疗效显著。

【适用分量】 每日 2~3 个。

【饮食安全】

不宜空腹大量食用番茄：因为空腹时胃酸分泌量增多，而番茄含有大量的果胶，易与胃酸结合生成难溶解的块状结石，使胃内压力升高，造成胃不适、胃胀痛等。也不宜食用未熟的番茄，因为其中含有龙葵碱，食后使人口腔苦涩，胃腔不适，严重的可引起中毒。

【对并发症的益处】

番茄中所含的番茄红素具有独特的抗氧化能力，能清除自由基，保护细胞，使脱氧核糖核酸及基因免遭破坏，能阻止癌变进程，它对心血管也具有保护作用，并能减少心脏病的发作。研究结果表明，人体血浆中的番茄红素的量越高，越能预防冠心病的发生。番茄中也含有胡萝卜素，可保持皮肤弹性，促进骨骼钙化，防治小儿佝偻病、夜盲症和干眼症等。

【食用建议】

生吃或凉拌时最好不要放盐。烹煮时不要久煮；适当加一些醋能破坏其中的有害物质——番茄碱。

女性月经期间，尤其是痛经者忌食生番茄。

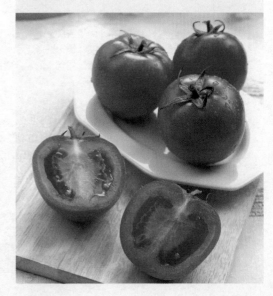

醋拌番茄海带

原 料

番茄 200 克，干海带 15 克，酱油、盐、醋、香油、姜末、蒜蓉各适量。

制作方法

1. 将番茄用开水烫皮，切成薄片。
2. 将海带水发洗净，切成长方形块。
3. 将所有调味料混合拌匀，加入番茄和切块海带中，轻轻搅拌几下即可。

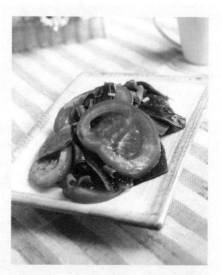

【食疗功效】

番茄味甘、酸，性凉、微寒，归肝、胃、肺经，清热止渴，养阴，凉血，具有补血养血和增进食欲的功效。

小贴士

材料和调味料可备好，吃前再混合拌匀，若太早拌好会使得海带变黄，虽然味道不变，但是会影响视觉。

番茄木耳鸡蛋汤

原 料

番茄 100 克，鸡蛋 1 个，干木耳 15 克，盐、食用油、葱花各适量。

制作方法

1. 将干木耳泡发洗净，番茄切片。电饭锅煮沸 2 碗水，加入食用油、干木耳、番茄。
2. 加入盐，此时关火，把鸡蛋打散，淋入汤中，一边淋一边搅拌，至鸡蛋煮熟即可。

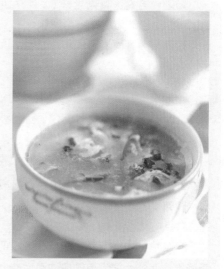

【食疗功效】

此菜能降低血压和毛细血管的通透性，并有一定抗炎、利尿作用。

小贴士

酸奶的蛋白质成分能促进铁元素的吸收，因此，把番茄和酸奶搭配在一起榨出的番茄酸奶汁是提高体内铁元素吸收的良好来源，可有效补血。

【芦荟——降低血脂，预防动脉粥样硬化】

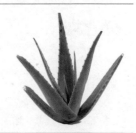

【食物简介】

芦荟在远古时已被当做草药来使用，但称呼方式有所不同，拉丁文称它为"真正的药材"，也有人称之为"青春之泉"及"神气的植物"，日本人誉其为"不需医生"。最早有关芦荟的文字记载，是在公元前1550年。经科学分析，芦荟含有大量天然蛋白质、维生素、叶绿素、活性酶和人体必需的微量元素等70多种营养成分。

【热量天平】

每 100 克所含分量	
脂肪	0.12 克
蛋白质	1.5 克
碳水化合物	4.9 克
膳食纤维	5.6 克
维生素 E	14.68 毫克
总热量	137.94 千焦（33 千卡）

【降脂功效】

芦荟中含有大量维生素 E，医学研究表明，维生素 E 可以降低血清胆固醇，通过阻碍胆固醇升高来防止动脉阻塞，预防多种心血管疾病。

【适用分量】 每日不宜超过 30 克。

【饮食安全】

体质虚弱者和儿童不宜过量食用，否则易发生过敏；孕、经期女性严禁服用，因为芦荟能使女性内脏器官充血，促进子宫运动；患有痔疮出血、鼻出血者更不要服用芦荟，否则会造成病情恶化。

【对并发症的益处】

芦荟中的一些营养素能持续地降低血糖浓度；此外，它含有的多种活性成分还可有效地提高人体免疫力，对糖尿病患者有益。它还有健胃、通经、解毒、消肿止痛、清热抗炎等作用，对便秘、感冒、头痛、咳嗽、晕车、支气管、胃肠病、小儿厌食症、肝病、出血症、高血压、湿疹、雀斑、冻疮、烫伤、刀伤、癌症等数十种疾病有疗效。

【食用建议】

一般人均可食用，溃疡病、心血管疾病、糖尿病、癌症患者尤其适合，肥胖者也适用。

芦荟有苦味，烹制前去掉其绿皮，煮3~5 分钟，可去掉苦味。

【病友疑问】

Q：冬季时如何预防血脂升高？

A：首先要防止栓塞，因为血管尤其是冠状动脉冬季寒冷时容易收缩、痉挛，发生供血不足，并可能导致栓塞，要十分注意保暖。此外，患者不宜晨练，因为睡眠时人的神经系统处于抑制状态，活力不足，晨起时突然大幅度锻炼，神经兴奋性突然增高，极易诱发心脑血管疾病。进补也要适度，冬季运动本来就少，加之大量进补热性食物和滋补药酒，很容易造成血脂增高，诱发心脑血管疾病。还要保持心态平衡，不要让情绪起伏太大，情绪激动是心脑血管病的大忌。当然，也别忘了适当运动，虽然说不宜晨练，但适当运动是必不可少的，只是要合理安排运动时间和控制好运动量，因为运动量减少也会造成血流缓慢，血脂升高。

凉拌芦荟

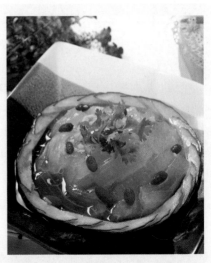

原 料

芦荟150克，姜、枸杞子各5克，香菜叶3克，熟食用油2毫升，盐3克，味精1克，生抽2毫升。

制作方法

1. 将芦荟洗净去皮切片，姜去皮切末，枸杞子泡透，香菜叶洗净。
2. 将芦荟片用小火烫透，过凉水，入碟。
3. 在碗内加入姜末、枸杞子，入熟食用油、盐、生抽、味精调匀，淋在芦荟上，摆上香菜叶即可。

【食疗功效】

芦荟的异柠檬酸钙等具有强心、促进血液循环、软化硬化动脉、降低胆固醇含量、扩张毛细血管的作用，能使血液循环畅通，减少胆固醇值，减轻心脏负担，使血压保持正常，清除血液中的"毒素"。

小贴士

食用芦荟时应当先做皮试，如果没有异常现象，方能使用。因为有些人对芦荟有过敏反应，如出现红肿、刺痛、腹痛等，严重的腹部还会有灼热感。

芦荟香菜汤

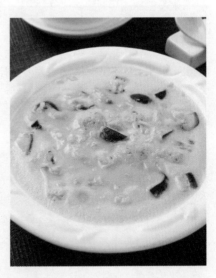

原 料

芦荟150克，香菜、香油、味精、盐、食用油、水淀粉、葱、姜各适量。

制作方法

1. 把芦荟、葱、姜切成丝，备用。
2. 把香菜洗净切成段或碎末，用香油、味精、盐调上，备用。
3. 炒锅上火，锅热后放入食用油，六成热时放入葱丝、姜丝，香味出来后，再放入芦荟丝翻炒，然后从锅边倒入开水，水开后放入水淀粉，开锅后放入调好的香菜，出锅即可。

【食疗功效】

芦荟味苦、性寒，归肝、心、胃、大肠经，质黏降泄，具有清热凉肝、泻下通便、消疳杀虫的功效。

小贴士

不是所有芦荟都可以食用。芦荟有500多个品种，但可以入药的只有十几个，可以食用的就只有几个品种。

【竹笋——减少与高血脂有关疾病的发生】

【食物简介】

竹笋又称毛笋、毛竹笋等,是禾本科多年生植物竹子的嫩茎,主要产于我国长江流域及南方各地,是我国南方一种普遍食用的蔬菜。它的种类很多,可以分为冬季采摘的冬笋,春季采摘的春笋以及夏季采摘的鞭笋。其中以冬笋的质量最佳,春笋次之,鞭笋最差。

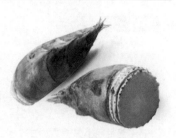

【热量天平】

每 100 克所含分量	
脂肪	0.1 克
蛋白质	4.1 克
碳水化合物	4.4 克
膳食纤维	2.8 克
维生素 C	5 毫克
维生素 E	0.7 毫克
总热量	167.2 千焦（40 千卡）

【降脂功效】

竹笋中含有丰富的膳食纤维,它们能与肠道内的胆固醇代谢产物——胆酸相作用,合成不能被人体吸收的物质而被排出体外,从而降低体内胆固醇的含量。竹笋具有低脂肪、低热量、多纤维的特点,本身可以吸附大量的油脂来增加味道,肥胖者如果经常吃竹笋,每顿进食的油脂就会被它所吸附,降低胃肠黏膜对脂肪的吸收和积蓄,从而达到减肥目的,并能减少与高血脂有关的疾病的发生,对消化道肿瘤也有一定的预防作用。此外,用鲜竹笋的根煮水,代茶常饮,可降低血中胆固醇,起到减肥,治疗高血脂、高血压的作用。

【适用分量】 每次 25 克。

【饮食安全】

由于竹笋中含有较多的草酸,会影响人体对钙的吸收,儿童正在生长发育的阶段,不宜多食;有尿路结石者也不宜食用;有些人对竹笋过敏,则应忌吃。

竹笋是发物,癌肿患者、各种疾病愈后、产后者应忌食。

【对并发症的益处】

竹笋中植物蛋白、维生素及微量元素的含量均很高,有助于增强机体的免疫功能,提高抗病防病能力。

【食用建议】

一般人均可食用,肥胖和习惯性便秘者尤为适合。风疹或水痘初起时也适合食用。

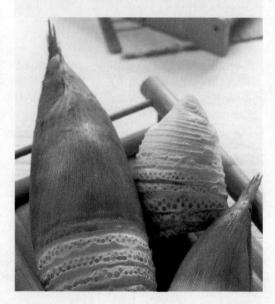

笋干烧老鸭

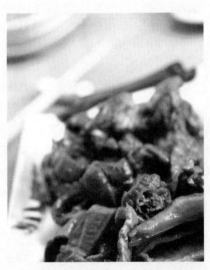

原料

老鸭 500 克，笋干 100 克，啤酒 100 毫升，食用油、葱、姜、酱油、盐各适量。

制作方法

1. 将老鸭切块，放入沸水中汆去血污；笋干用清水浸发，切片。
2. 将老鸭用七成热的食用油翻炒，待水分渐干后加入葱、姜、酱油等调料炒匀。
3. 加进啤酒，以啤酒代水，用小火烧 20 分钟，加入笋干片，用盐调味，再烧 20 分钟即可。

【食疗功效】

笋干中的膳食纤维可以缩短食物在人体的停留时间，减少人体对胆固醇的吸收，对高血脂患者极为有利。

小贴士

笋性寒，年老体弱者和婴幼儿最好别吃，女性月经期间、产后也不宜多吃。

虾米炒冬笋

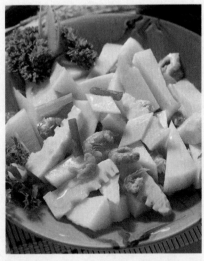

原料

虾米 20 克，冬笋 100 克，姜 3 克，葱 5 克，盐 4 克，料酒 5 毫升，水淀粉 5 毫升，食用油 15 毫升。

制作方法

1. 将冬笋切片，虾米洗净浸透，姜切片，葱切段。
2. 锅内加水煮沸，放入笋片煮片刻，捞起待用。
3. 烧锅下油，下入姜片、虾米爆香，放入笋片，烹入料酒，调入盐炒匀，用水淀粉勾芡，撒入葱段炒匀即成。

【食疗功效】

竹笋味甘、性微寒，归胃、肺经，具有滋阴凉血、和中润肠、清热化痰、解渴除烦、清热益气、消食的功效。

小贴士

冬笋含有草酸，容易和钙结合成草酸钙，吃前一定要拿淡盐水煮 5~10 分钟，以去除大部分草酸和涩味。

【魔芋——"胃肠清道夫"】

【食物简介】

魔芋古时称蒟蒻,又名蒟头、鬼头、鬼芋等,天南星科多年生草本植物,是一种美味佳肴。李时珍在《本草纲目》中记载:出蜀中,绝州亦有之,呼为鬼头,闽中人亦种之,宜树荫下掘坑种类植。它具有属于优质膳食纤维、低热量、低脂肪、低蛋白质以及吸水性强、膨胀力大等特性,是人体健康所需的、代表世界新潮流的、味美怡人的功能性食品、清淡食品,被人们称为"胃肠清道夫"、"天赐神药"。

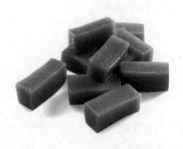

【热量天平】

每 100 克所含分量	
脂肪	0.1 克
蛋白质	0.1 克
碳水化合物	3.3 克
膳食纤维	3 克
维生素 E	0.11 毫克
总热量	29.26 千焦(7 千卡)

【降脂功效】

魔芋能有效吸附胆固醇的胆汁酸,抑制肠道对胆固醇和胆汁酸的吸收,减少胆固醇在体内的沉积,具有降低血脂等功效,对高血脂等症有较好疗效。

【适用分量】每日 80 克。

【饮食安全】

生魔芋有毒,必须煎煮 3 小时以上方可食用,且每次不宜过量。

【对并发症的益处】

魔芋所含的大量水溶性纤维在进入胃时可吸收糖类,直接进入小肠,在小肠内抑制糖类的吸收,能有效降低餐后血糖,是糖尿病患者和肥胖者的理想食品。经研究发现,魔芋对防治结肠癌、乳腺癌有特效,还可防治肠癌、食道癌、脑瘤等。

【食用建议】

购买时以有弹性,水分多而不会很软的魔芋为佳。袋装魔芋可以直接保存。一次未吃完的可以放入冰箱冷藏,但必须每日换水。

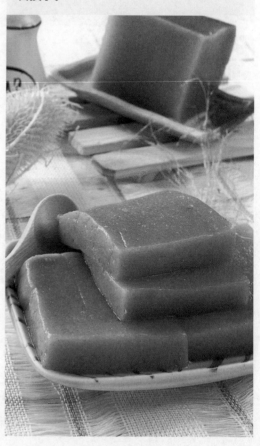

清炒魔芋丝

原料

魔芋丝 150 克,火腿、姜、葱各 10 克,食用油 20 毫升,盐 5 克,糖 2 克,水淀粉适量。

制作方法

1. 将包装魔芋解散,火腿切丝,姜切丝,葱切段。
2. 烧锅下油,放入姜丝、葱段、火腿炒香。
3. 加入魔芋丝、盐、糖炒入味,用水淀粉勾芡即成。

【食疗功效】

魔芋的主要成分是葡甘聚糖,并含有多种氨基酸及钙、锌、铜等矿物质,是一种低脂、低糖、低热、无胆固醇的优质膳食纤维。

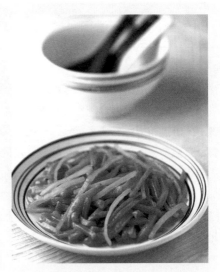

小贴士

魔芋是有益的碱性食物,食用动物性酸性食物过多的人搭配吃魔芋,可以使食物酸碱平衡,对人体健康有利。

虾米焓魔芋丝

原料

干虾肉 20 克,白色魔芋丝 130 克,黄瓜 15 克,蒜子 10 克,熟食用油 5 毫升,盐 3 克,香油 1 毫升。

制作方法

1. 将干虾肉蒸透,魔芋丝洗净,黄瓜切丝,蒜子切蓉。
2. 将魔芋丝用大火快速煮透,倒出过凉水。
3. 将魔芋丝、干虾肉、黄瓜丝、蒜蓉放入大碗中,调熟食用油、盐、香油拌匀即可。

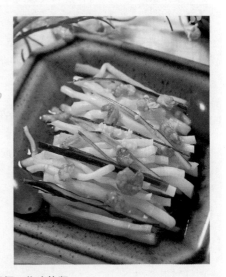

【食疗功效】

魔芋性寒、辛,有毒,可活血化淤、解毒消肿、宽肠通便、化痰软坚。

小贴士

生魔芋有毒,必须煎煮 3 小时以上才可食用。消化不良者每次食量不宜过多。有皮肤病者少食。

【土豆——降低胆固醇浓度，通便】

【食物简介】

土豆学名马铃薯，俗称洋芋、山药蛋、地蛋等，是一种粮菜兼用型的蔬菜，与稻、麦、玉米、高粱一起被为全球五大农作物；在法国被称作"地下苹果"，在欧美享有"第二面包"的美誉。它原产于南美洲的智利、秘鲁，古时候，土豆是印第安人的主要粮食，后来传入欧洲，在 300 年前传到中国。按季节分，有春种土豆和秋种土豆两种，春种土豆肉质细嫩，秋种土豆含淀粉量较高。按地区分，南方产的土豆质地细密有韧性，适宜做菜；北方产的土豆个大质松，适宜加工淀粉。

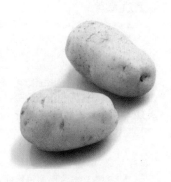

【热量天平】

每 100 克所含分量	
脂肪	0.3 克
蛋白质	1.7 克
碳水化合物	19.6 克
膳食纤维	0.3 克
维生素 C	16 毫克
维生素 E	0.34 毫克
总热量	367.84 千焦（88 千卡）

【降脂功效】

土豆富含粗纤维，可促进胃肠蠕动和加速胆固醇在肠道内代谢的功效，具有通便和降低胆固醇的作用，可以治疗习惯性便秘和预防胆固醇增高。

【适用分量】 每次约 130 克。

【饮食安全】

禁食发芽的土豆。

孕妇要慎食，以免增加流产风险。

【对并发症的益处】

土豆淀粉在人体内被缓慢吸收，不会导致血糖过高，可用做糖尿病的食疗。其热量低，并含有多种维生素和微量元素，是理想的减肥食物。含钾量高，适量食用可使脑卒中概率下降。对消化不良的治疗也有特效，是胃病和心脏病患者的良药及优质保健食物。

【食用建议】

一般人都可以吃，尤其适合减肥者。

土豆皮中含有较丰富的营养物质，因此去皮不宜厚。

白水煮土豆时，加点牛奶，不但味道好，而且可以防止土豆肉质发黄。

【病友疑问】

Q：晚餐吃荤会对血脂产生影响吗？

A：大量的临床医学和研究资料证实，晚餐经常吃荤食者比经常吃素食者血脂要高 3 ~ 4 倍。高血脂、高血压患者如果晚餐经常进食荤食，会使病情加重或恶化。

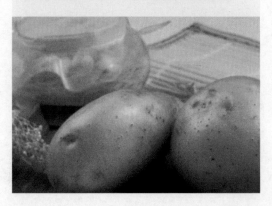

醋拌土豆丝

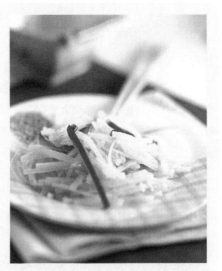

原料

土豆 150 克，米醋 10 毫升，盐、鸡精各适量。

制作方法

1. 将土豆切丝，用清水泡洗去多余的淀粉。
2. 锅内煮沸水，倒入土豆丝烫约 1 分钟，捞起，加入米醋、盐、鸡精拌匀即可。

【食疗功效】

土豆含有大量碳水化合物，同时含有蛋白质、矿物质（磷、钙等）、维生素等。可以做主食，也可以作为蔬菜食用。

小贴士

土豆不能与番茄同吃，因为土豆会在人体的胃肠中产生大量的胃酸，而番茄在较强的酸性环境中会产生不溶于水的沉淀，从而导致食欲不佳，消化不良。

土豆牛肉汤

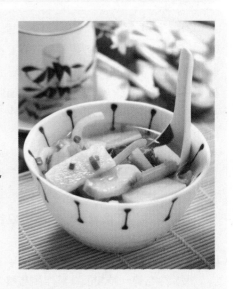

原料

土豆 550 克，胡萝卜 260 克，洋葱 150 克，芹菜 100 克，香叶 2 克，小茴香 50 克，牛肉 250 克，清汤、盐、胡椒粉、葱花、味精各适量。

制作方法

1. 土豆、胡萝卜、洋葱、芹菜分别洗净。胡萝卜去皮切花片，洋葱切丝，土豆切块，芹菜切寸段，小茴香切碎末待用。
2. 锅内加清汤、香叶，入牛肉用中火焖熟成汤，加胡萝卜片、洋葱丝、土豆片、芹菜段，小火炖熟。
3. 加盐、胡椒粉、味精调味，撒上葱花即可。

【食疗功效】

温阳补脾，健脾益气，养胃解毒。

小贴士

储存土豆时如果暴露在光线下，会变绿，同时有毒物质会增加。发芽土豆芽眼部分变紫也会使有毒物质积累，容易发生中毒，食用时要注意。

Xuezhi Gaole Zenmechi

【菠菜——抗氧化】

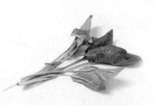

【食物简介】

菠菜又名赤根菜、波斯菜等，在中国古代被称为"红嘴绿鹦哥"，古代阿拉伯人则称其为"蔬菜之王"。它富含胡萝卜素、维生素C、碳水化合物、钙、磷、叶酸、草酸等，还含有非常多的蛋白质，每500克中的蛋白质含量几乎相当于两个鸡蛋的含量。

【热量天平】

每100克所含分量	
脂肪	0.3克
蛋白质	2.4克
碳水化合物	2.5克
膳食纤维	1.4克
维生素C	15毫克
维生素E	1.74毫克
总热量	91.96千焦（22千卡）

【降脂功效】

菠菜含胡萝卜素、维生素C、蛋白质、碳水化合物、钙、磷、叶酸、草酸等，具有补血止血、利五脏、通血脉、止渴润肠、滋阴平肝、助消化的作用，可改善高血脂患者的症状。

【适用分量】 每次80~100克。

【饮食安全】

虽然菠菜是一种营养丰富的蔬菜，但富含草酸，故肺结核患者不宜多吃。

菠菜性滑，肠胃虚寒、腹泻者应当少吃。

【对并发症的益处】

菠菜中含有一种物质，其作用与胰岛素类似，能使人体内的血糖保持稳定，糖尿病患者（尤其II型糖尿病患者）食用后能很好地控制血糖，因此也是糖尿病患者的佳蔬之一。它能帮助消化，止渴润肠，并能促进胰腺分泌，帮助人体维护正常视力和上皮细胞的健康，防止夜盲症，增强人体抵抗力。它对预防口角溃疡、唇炎、舌炎、皮炎、阴囊炎也有效果。它含有大量的抗氧化剂，具有抗衰老、促进细胞增殖的作用，既能激活大脑功能，又可增强青春活力，有助于防止大脑老化、防治老年痴呆症。

【食用建议】

菠菜经烹制后软滑易消化，特别适合老、幼、病、弱者食用。电脑工作者及爱美人士也应常吃菠菜。

烹制菠菜时，将其先放在沸水中烫一下，可减少一部分草酸。

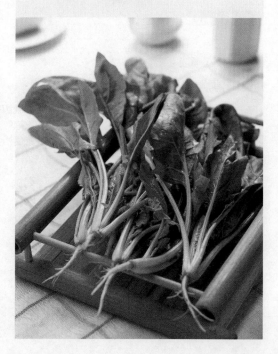

牛肉拌菠菜

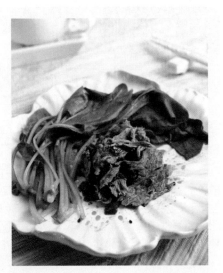

原料

菠菜250克，牛肉50克，盐、淀粉、食用油、酱油、蒜蓉、辣椒各适量。

制作方法

1. 将菠菜洗净。牛肉切薄片，用盐、水淀粉腌制片刻。
2. 锅内加水加盐，将菠菜烫熟捞起摆入碟内。
3. 锅内加少许油，油热后放入牛肉炒片刻，熄火，加少许酱油、蒜蓉、辣椒炒匀，然后一起浇淋在菠菜上，拌匀即可。

【食疗功效】

此菜对高血压、高血脂、风火赤眼、糖尿病、便秘等病症有良好的改善作用。此菜中牛肉的用量应控制，另外不可放醋。

小贴士

吃菠菜要同时避免饮茶，因为茶叶中的单宁酸会妨碍铁的吸收。

菠菜人参汤

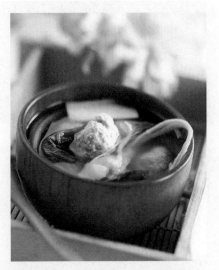

原料

菠菜250克，人参5克，猪肉150克，姜片、淀粉、盐、胡椒粉、料酒各适量。

制作方法

1. 猪肉洗净剁成蓉，放入大碗中，加入淀粉，用清水调匀；人参洗净，切片；菠菜洗净，切段。
2. 锅内加入适量清水，将猪肉蓉和淀粉挤成丸子，放入锅内，再放入人参片，一起煮开。
3. 加入菠菜段，用小火煮15分钟左右，加入盐、胡椒粉和料酒调味，再烧开即可。

【食疗功效】

菠菜富含叶酸，叶酸对于心血管疾病有防治作用，并能促进血液循环。它与人参合用，适宜高血脂、高血压、动脉硬化等患者食用。但肾炎、肾结石患者不宜食用此汤。

小贴士

买菠菜时要选择叶片呈深绿色，根部呈嫩嫩的粉红色的，这才是质量最好的菠菜。

第四节 10 种降脂肉食及水产品

【兔肉——高胆固醇血症患者最佳的肉食之一】

【食物简介】

兔分为野兔、家兔两种。兔肉是一种高蛋白、低脂肪、低胆固醇的肉食,味美香浓,久食不腻,食后极易被消化吸收,其消化率可达85%,这是其他肉类所不能比的。兔肉中所含的脂肪和胆固醇低于所有其他肉类,而且脂肪又多为不饱和脂肪酸;特别含有较多的人体最容易缺乏的赖氨酸、色氨酸等,营养价值很高。

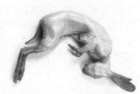

【热量天平】

每 100 克所含分量	
脂肪	2.2 克
蛋白质	19.7 克
碳水化合物	0.9 克
维生素 E	0.42 毫克
总热量	426.36 千焦（102 千卡）

【降脂功效】

兔肉中卵磷脂含量丰富,卵磷脂不仅能有效抑制血小板凝聚,而且还能降低血脂。常吃兔肉,可强身健体,但却不会增肥。因此,对高血脂患者来说,兔肉是非常适合的肉食之一。

【适用分量】每日 80 克。

【饮食安全】

根据前人经验,孕妇及阳虚者以及脾胃虚寒、腹泻便溏者忌食。

兔肉不能与鸭肉同食,否则容易引起腹泻。

【对并发症的益处】

兔肉中含有的卵磷脂能保护血管壁,阻止血栓形成,防止动脉粥样硬化,因此,有人将兔肉称为"保健肉";常食兔肉还可增加细胞营养,防止有害物质沉积,促进儿童健康成长和老年人延年益寿。

【食用建议】

人人都可以食用,特别适合老年人、女性,也适合肥胖者和肝病、心血管疾病、糖尿病患者食用。

兔肉性凉,因此夏季吃最适宜,寒冬及初秋季节一般不宜吃。

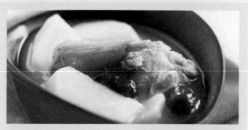

土豆红枣兔肉汤

原料

兔肉 200 克,土豆 100 克,红枣 5 克,姜片、盐、鸡精各适量。

制作方法

1. 将土豆去皮洗净切块,红枣洗净,兔肉洗净斩件。
2. 将兔肉用沸水滚去血污,捞出洗净。
3. 将全部用料放入煲内,加水大火煮沸后改小火煲 1 小时,调味即可。

【食疗功效】

黄瓜味甘性凉,能清热止渴、利水消肿、清火解毒。

小贴士

兔肉性偏寒凉,凡脾胃虚寒所致的呕吐、泄泻忌用。兔肉不能与鸡心、鸡肝、柑橘、芥、鳖肉同食。

【鸡蛋——防治动脉硬化】

【食物简介】

鸡蛋为雉科动物鸡的卵，又名鸡卵、鸡子等。它是一种全球性普及的食物，用途广泛，营养学家称之为"完全蛋白质模式"，又被人们誉为"理想的营养库"，是不少长寿者的延年食物之一。它是营养丰富的食物之一，含有 15 种不同的维生素、叶酸以及 12 种矿物质和人体所需的各种氨基酸，比例与人体很接近，利用率高达 99.6%。

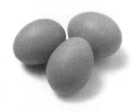

【热量天平】

每 100 克所含分量	
脂肪	9.1 克
蛋白质	12.9 克
碳水化合物	1.5 克
维生素 E	2.29 毫克
总热量	585.2 千焦（140 千卡）

【降脂功效】

鸡蛋黄中含有的卵磷脂可使血清中胆固醇和脂肪乳化为极细的颗粒，降低血清中胆固醇的浓度。

【适用分量】

不宜多吃，建议每日吃 1 个鸡蛋为宜（指血脂正常者）。

【饮食安全】

如果胆固醇、血脂比较高的话，吃鸡蛋最好遵从医嘱；患有肾脏疾病者也要慎用。裂纹蛋、粘壳蛋、臭鸡蛋、散黄蛋、死胎蛋、发霉蛋、散黄蛋、血筋蛋都不宜食用。

鸡蛋不可与豆浆同吃，因为鸡蛋中的黏液性蛋白容易和豆浆中的胰蛋白酶结合，产生一种不能被人体吸收的物质，大大降低人体对营养的吸收。

【对并发症的益处】

鸡蛋能使人体血液中的胆固醇和脂肪保持悬浮状态，不易在血管壁上沉着，因此可预防动脉硬化。它的铁含量尤其丰富，是人体铁的良好来源。它可避免老年人的智力衰退，并可改善各个年龄组的记忆力；鸡蛋中的蛋白质对肝脏组织损伤有修复作用；蛋黄中的卵磷脂可促进肝细胞的再生，还可提高人体血浆蛋白量，增强机体的代谢功能和免疫功能。鸡蛋中含有较多的维生素 B_2，可以分解和氧化人体内的致癌物质。鸡蛋中的微量元素，如硒、锌等具有防癌作用。

【食用建议】

人人都可以食用，尤其适合婴幼儿、孕妇、产妇、老年人、患者食用。

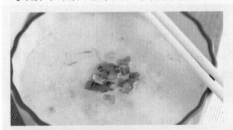

当归鸡蛋羹

原料

当归 5 克，枸杞子 3 克，鸡蛋 3 个，葱 5 克，食用油 5 毫升，盐 3 克。

制作方法

1. 将当归切小片，枸杞子洗净，鸡蛋打散，葱切花。
2. 取深碗一个，加入鸡蛋、当归、枸杞子，调入盐，兑入适量清水。
3. 入蒸锅，隔水蒸约 8 分钟拿出，撒入葱花，淋入热油即可食用。

【食疗功效】

鸡蛋可补肺养血、滋阴润燥，是扶助正气的常用食物。

〖鲤鱼——降低胆固醇〗

【食物简介】

　　鲤鱼俗称鲤拐子、毛子等,是世界上最早养殖的鱼类,人们远在公元前12世纪的殷商时代便开始池塘养殖鲤鱼。据《诗经》记载,周文王凿池养鲤。2000多年来,鲤鱼一直被视为上品鱼。至今民间还保留着逢年过节拜访亲友送鲤鱼的风俗,人们认为它是勤劳、善良、坚贞、吉祥的象征。以鲤鱼为吉庆有余的年画比比皆是,"鲤鱼跳龙门"和"追鱼记"的故事更是传为民间佳话。鲤鱼的营养价值也很高,它体内含钙、磷、硒等营养素较多。

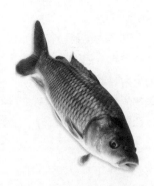

【热量天平】

每 100 克所含分量	
脂肪	4.1 克
蛋白质	17.7 克
碳水化合物	0.5 克
维生素 E	1.27 毫克
总热量	455.62 千焦(109 千卡)

【降脂功效】

　　鲤鱼的脂肪含量不高,以液体方式呈现,而且大部分由不饱和脂肪酸组成,有显著降低胆固醇的作用。

【适用分量】　每次 100 克左右。

【饮食安全】

　　皮肤湿疹、皮肤过敏性疾病、支气管哮喘、小儿腮腺炎、闭塞性脉管炎、肾炎、痈疖疔疮、淋巴结核、红斑性狼疮、癌症等患者均应忌食鲤鱼。

　　鲤鱼不能与绿豆、狗肉同食;在服用中药天门冬、朱砂时也不能吃鲤鱼;鲤鱼与咸菜相克,同食可引起消化道癌肿。

【对并发症的益处】

　　鲤鱼能调整人体的内分泌代谢,而糖尿病患者之所以患病,主要是由于内分泌代谢发生了紊乱,因此食用鲤鱼对此病症有一定的改善作用。长期适量食用鲤鱼,还能防治冠心病、延缓衰老。

【食用建议】

　　除有慢性疾病者不宜食用外,一般人都可以食用。

　　烹制时不宜放味精,因为水产品本身就有很好的鲜味。

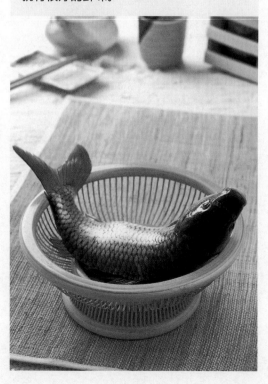

浓汁鲤鱼

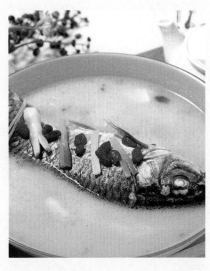

原料

鲤鱼 500 克，葱、姜各 10 克，牛奶 15 毫升，鸡腿菇 15 克，枸杞子 3 克，食用油 6 毫升，盐 5 克，料酒 2 毫升，胡椒粉、清汤适量。

制作方法

1. 将鲤鱼洗干净，姜去皮切丝，鸡腿菇切片，枸杞子泡洗干净，葱切段。
2. 将鲤鱼煎至两面稍黄，烹入料酒，下姜丝，注入清汤，用中火煮沸。
3. 焖至汤汁稍白时加入鸡腿菇片、枸杞子、葱段，调入盐、胡椒粉、牛奶，焖透即可。

【食疗功效】

鲤鱼的脂肪多为不饱和脂肪酸，能很好地降低胆固醇，可以防治动脉硬化、冠心病，因此，多吃鱼可以健康长寿。

小贴士

将鱼去鳞剖腹洗净后，放入盆中倒一些料酒，能除去鱼的腥味，并使鱼滋味鲜美。

二草鲤鱼降脂汤

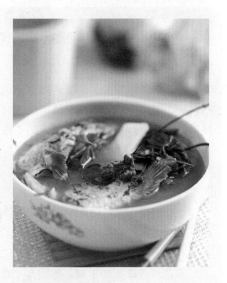

原料

金钱草、车前草各 20 克，砂仁 10 克，鲤鱼 600 克，食用油、盐、姜片、鸡精各适量。

制作方法

1. 鲤鱼去鳞、鳃及内脏，洗净，斩块；金钱草、车前草、砂仁洗净。
2. 烧锅下食用油，油热后放入鲤鱼块煎一下，再铲出沥干油。
3. 将砂仁、鲤鱼、金钱草、车前草、姜片一起放入煲内，加入适量清水，大火烧滚后改用小火煲 40 分钟，加入适量盐、鸡精即可。

【食疗功效】

车前草利水通淋而减肥，金钱草利尿通淋，砂仁芳香化浊，鲤鱼降脂作用较强。

小贴士

吃过鱼后，口里有味时，嚼上三五片茶叶，立刻使口气清新。

【草鱼——降血脂的作用是
植物油的 2~5 倍】

【食物简介】

草鱼是鲩鱼的俗称,又名混子、油鲩、草鲩、白鲩等,与青鱼、鳊鱼、鲢鱼并称中国四大淡水鱼,广泛分布于我国除新疆和青藏高原以外的地区,为我国特有鱼类。它是淡水鱼中的上品,肉质肥嫩,味道鲜美,除含有丰富的蛋白质、脂肪外,还含有核酸和锌,有增强体质、延缓衰老的作用。

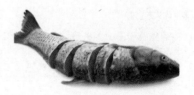

【热量天平】

每 100 克所含分量	
脂肪	0.3 克
蛋白质	0.8 克
碳水化合物	4 克
维生素 E	1.13 毫克
总热量	96.14 千焦(23 千卡)

【降脂功效】

草鱼肉中含有人体必需的多种不饱和脂肪酸,而且脂肪含量少,降血脂的作用是植物油的 2 ~ 5 倍,对老年人的心血管有良好的保健作用。

【适用分量】 每日 100 克。

【饮食安全】

草鱼性味甘温,因此一次不能吃得太多,否则容易诱发各种疮疖。

【对并发症的益处】

草鱼含有丰富的不饱和脂肪酸,对血液循环有利,是心血管病患者的良好食物。对于身体瘦弱、食欲不振者来说,草鱼肉嫩而不腻,可以开胃、滋补。它还含有丰富的硒元素,经常食用有抗衰老、养颜的功效,而且对肿瘤也有一定的防治作用。

【食用建议】

一般人群均可食用,尤其适宜虚劳、风虚头痛、肝阳上亢型高血压、头痛、久疟、心血管疾病患者食用。

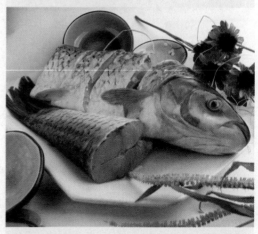

【病友疑问】

Q:高血脂患者晚餐吃得多一些对身体有影响吗?

A:当然会有影响。人进食后由于消化的需要,胃肠蠕动增强,血液主要流向胃肠,使得流向头部、心脏的血液量减少,而且晚上的运动量通常比白天少,血液流动本来就比白天慢,这样一来,就增加了发生突发性脑梗死和冠心病的可能。

大白菜梗炒鱼块

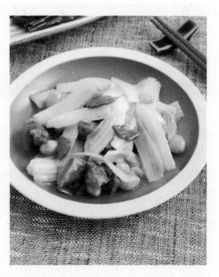

原料

大白菜梗 250 克，草鱼 150 克，白果 50 克，盐、干贝素、糖、陈醋、食用油、蒜蓉、淀粉各适量。

制作方法

1. 白果去皮、焯水至熟，大白菜梗切段，草鱼切块。
2. 将蒜蓉用油爆香，下白菜梗快炒。
3. 加入鱼块、白果翻炒至熟，调味，勾芡即可。

【食疗功效】

草鱼肉性温味甘，无毒，有暖胃和中之功效。广东民间用以与油条、蛋、胡椒粉同蒸，可益眼明目。其胆性寒味苦，有毒。

小贴士

在烧鱼的过程中，尽量减少翻动，为防煳锅可以将锅端起轻轻晃动，这样鱼不易碎。

鱼丸番茄汤

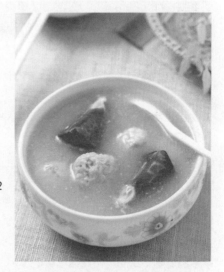

原料

鱼丸 300 克，番茄 300 克，瘦肉 200 克，脊骨 500 克，姜 5 克，盐 10 克，鸡精 5 克。

制作方法

1. 将番茄切开，脊骨斩件，瘦肉切件，姜去皮。
2. 用沸水煲净脊骨、瘦肉中的血水，洗净。
3. 取沙煲一个，放入所有材料，加入清水，煮沸后用小火煲 2 小时，调味即可。

【食疗功效】

草鱼味甘性温，无毒，入肝、胃经，具有暖胃和中、平降肝阳、祛风、治痹、截疟、益肠明目的功效。

小贴士

对于身体瘦弱、食欲不振者来说，草鱼肉嫩而不腻，可以开胃、滋补。

【紫菜——大量降低有害胆固醇】

【食物简介】

紫菜俗称紫英、索菜、灯塔菜等,为红藻门红菜科甘紫菜的叶状体,生长于海湾内较平静的中潮带岩石上。嫩时淡粉红色,渐变为深紫色,老时淡黄色。常见品种有长紫菜、圆紫菜、甘紫菜、条斑紫菜和坛紫菜等。我国沿海地区广为养殖,以福建福清、浙江鄞县姜山及镇海招宝山的产品为佳。紫菜味道芳香,主要用作汤菜料,且药食兼优,素有"长寿菜"之称,汉代以前我国就有食用紫菜的记载,它一直被视为珍贵海味之一。

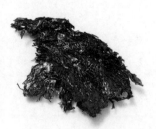

【热量天平】

每 100 克所含分量	
脂肪	3.9 克
蛋白质	28.2 克
碳水化合物	16.9 克
维生素 C	2 毫克
维生素 E	1.82 毫克
总热量	902.88 千焦(216 千卡)

【降脂功效】

紫菜中含有大量镁元素,比其他食物都多,能有效降低血清胆固醇的含量。此外,它还含有大量可以降低有害胆固醇的牛磺酸,有利于保护肝脏。

【适用分量】每日 15 克。

【饮食安全】

胃肠消化功能不好者应当少吃,腹痛便溏者不宜食用。

紫菜购回后即要注意储存好,因为紫菜容易发霉,从而产生毒素危害健康。

紫菜不宜与酸涩的水果(如柿子等)共同食用,否则易造成胃肠不适。

【对并发症的益处】

紫菜营养丰富,含有胡萝卜素、维生素 B2、维生素 B1、维生素 C、蛋白质、脂肪、碳水化合物、矿物质等,对高血压、动脉硬化患者有明显疗效。它有利尿、清热、补肾、化痰、养心等作用,对甲状腺肿大、淋巴结核等病有一定的疗效。它所含的膳食纤维量尤其丰富,可以保持肠道健康,将致癌物质排出体外,特别有利于预防大肠癌。

【食用建议】

一般人都可以食用,尤其适合水肿、脚气、肺病初期、甲状腺肿大、心血管病和各类肿块、增生者食用。

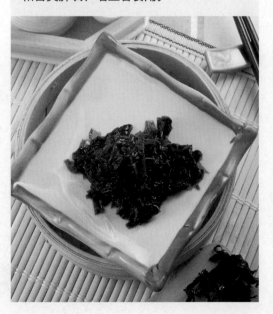

Xuezhi Gaole Zenmechi

紫菜蛋花汤

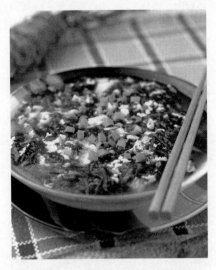

原料

干紫菜 15 克，鸡蛋 2 个，姜 10 克，葱 5 克，食用油 15 毫升，盐 4 克，熟鸡油 1 毫升。

制作方法

1. 将干紫菜泡发，鸡蛋打散，姜去皮切末，葱切花。
2. 用姜末炝香锅，注入清汤，加入紫菜，煮开。
3. 调入盐，打入鸡蛋，推匀，淋上熟鸡油，撒上葱花即可。

【食疗功效】

紫菜所含的多糖具有明显增强细胞免疫和体液免疫功能，可促进淋巴细胞转化，提高机体免疫力，可显著降低血清胆固醇的总含量。

小贴士

紫菜是海产食品，容易返潮变质，应将其装入黑色食品袋置于低温干燥处，或放入冰箱中，可保持其味道和营养。

牡蛎紫菜汤

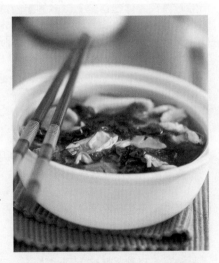

原料

牡蛎肉 200 克，平菇 200 克，紫菜 50 克，香油、盐、姜片各适量。

制作方法

1. 将牡蛎肉洗净，切片；紫菜去杂质，洗净；平菇洗净。
2. 锅内烧水，水开后放入牡蛎肉稍煮，再捞出洗净。
3. 将牡蛎肉、紫菜、姜片一起放入煲内，加入清水适量，大火煮沸后放入平菇再煮 20 分钟，熟后加香油、盐调味即成。

【食疗功效】

紫菜一般蛋白质含量 24%~28%，远远高于一般蔬菜，且人体所必需的氨基酸含量多，如丙氨酸、天冬氨酸、谷氨酸、甘氨酸、脯氨酸等中性、酸性氨基酸较多，这是所有陆生蔬菜植物所没有的特征。

小贴士

若凉水浸泡后的紫菜呈蓝紫色，说明该菜已被有毒物所污染，这种紫菜对人体有害，不能食用。

Xuezhi Gaole Zenmechi

〖海带——清除附着在人体血管壁上过多的胆固醇〗

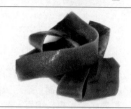

【食物简介】

海带又名昆布、江白菜等,营养价值很高,近年来被人们称为"健康食品"和"长寿菜",常吃能祛病强身。它是迄今为止人类发现的含碘量最高的食物,故有"海上之蔬"、"含碘冠军"的美誉。

【热量天平】

每100克所含分量	
脂肪	0.1克
蛋白质	4克
碳水化合物	11.9克
维生素E	0.85毫克
总热量	267.52千焦(64千卡)

【降脂功效】

海带中含有大量的不饱和脂肪酸,可清除附着在人体血管壁上过多的胆固醇。海带中的膳食纤维褐藻酸,能调顺肠胃,促进胆固醇的排泄,控制胆固醇的吸收。海带中钙的含量极为丰富,可降低人体对胆固醇的吸收,降低血压。这三种物质协同作用,降血脂效果相当显著。

【适用分量】 每日15~20克。

【饮食安全】

海带含碘量高,患有甲亢者不宜食用。素有胃虚、胃寒者忌食海带。

吃海带后不要马上喝茶,也不要立即吃富含维生素C的水果,否则不利于营养素的吸收。

【对并发症的益处】

海带具有软坚散结、利水降压、促进脑血管病患者康复的作用,经常食用,对预防高血压和动脉硬化有益。它是碱性食物,含钙量较高,钙是防止血液酸化的重要物质,有助于防癌。它含碘量也很高,是甲状腺机能低下者的最佳食物。它含有大量的甘露醇,而甘露醇具有利尿消肿的作用,可防治肾功能衰竭、老年性水肿、药物中毒等症状。

【食用建议】

孕妇和乳母每日摄入量最多不可超过20克,因为海带中的碘可随血液循环进入胎儿或婴儿体内,引起胎儿或婴儿甲状腺功能障碍。

海带属干菜类,需要浸泡清洗后才能食用,但不能久泡,即浸泡不能超过半小时,否则其中的碘、甘露醇等成分会大量损失。

【病友疑问】

Q:怎样读血脂化验单?

A:除科研外,目前临床上对高血脂患者常用的化验项目主要包括:总胆固醇、甘油三酯、高密度脂蛋白胆固醇、低密度脂蛋白胆固醇、载脂蛋白A、载脂蛋白B等六项。由于医疗条件不同,以上项目不一定都能检查。而在看化验单时最常遇到的问题是看不懂上面写的一些简写英文代号。常见的有如下符号:

TC:代表血浆总胆固醇,也有用T-CHO代表血浆总胆固醇的。

TG:代表甘油三酯。

HDL-C:代表血浆中高密度脂蛋白胆固醇。

LDL-C:代表血浆中低密度脂蛋白胆固醇。

ApoA$_1$:代表血浆中载脂蛋白A$_1$。

ApoB:代表血浆中载脂蛋白B。

蒲黄萝卜海带汤

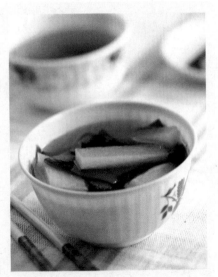

原料

鲜白萝卜 250 克，海带 20 克，蒲黄 5 克，姜、香油、盐各适量。

制作方法

1. 将海带洗净，切块；白萝卜洗净切块；将蒲黄放入纱布袋，扎好；姜片洗净。
2. 将姜片、白萝卜、海带一起放入锅中，加入适量清水，大火煮沸后加入用纱布包裹的蒲黄，改用小火煮 30 分钟。
3. 取出纱布袋，淋入香油，加少许盐即可。

【食疗功效】

蒲黄活血祛淤；白萝卜宽中下气，消食化痰；海带清热降血压。此汤主治湿热内蕴型高血脂，对兼有血淤者尤为适宜。

小贴士

海带忌与洋葱、猪血、柿子一起食用。

佛手海带瘦肉汤

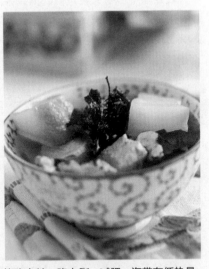

原料

佛手 100 克，苍术 10 克，海带 15 克，紫菜 15 克，瘦肉 200 克，姜、盐、鸡精各适量。

制作方法

1. 将瘦肉洗净，切块；佛手洗净，切厚片；海带、苍术洗净；紫菜洗净，稍微浸泡一下。
2. 锅内烧水，水开后放入瘦肉稍煮，捞出洗净。
3. 将佛手、瘦肉、姜片、海带、紫菜、苍术一起放入煲中，加入适量清水，大火煲滚，改用小火煲 1 小时，调味即可。

【食疗功效】

佛手能提神益思、清心明目、利尿解毒、减肥降脂。苍术能降血糖、降血脂、减肥。海带有低热量、中蛋白、高矿物质的特点。紫菜不仅能减少脂肪的吸收，还含有丰富的人体必须的铁、铜、钙、镁等矿物质、维生素和多种氨基酸。

小贴士

质厚实、形状宽长、身干燥、色浓黑褐或深绿、边缘无碎裂或黄化现象的是优质海带。

【牡蛎——降低血中胆固醇含量】

【食物简介】

牡蛎俗称蚝,又名蛎黄、蚝白、海蛎子等,是含锌量最多的天然食物之一,欧洲人称其为"海洋的牛奶",日本人则称其为"根之源",在我国则有"南方之牡蛎,北方之熊掌"之说。

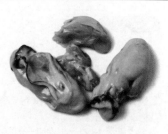

由于牡蛎富含锌元素,因此可以加快伤口的愈合,延缓皮肤衰老,增强体力,恢复精神。

【热量天平】

每 100 克所含分量	
脂肪	2.1 克
蛋白质	5.3 克
碳水化合物	8.2 克
维生素 E	0.13 毫克
总热量	305.14 千焦（73 千卡）

【降脂功效】

牡蛎肉中含有大量可以降低有害胆固醇的牛磺酸,它可以促进胆汁分泌,清除沉积在肝脏中的中性脂肪,有效保护肝脏。

【适用分量】每日 50 克左右。

【饮食安全】

脾胃虚寒、滑精、慢性腹泻、便溏者不宜多吃,患有急慢性皮肤病者忌吃。

【对并发症的益处】

牛磺酸对因淤血而引起的冠心病、心肌梗死、脑栓死等症都有显著的预防作用。

牡蛎含钙、磷的量很丰富,由于钙被体内吸收时需要磷的帮助,因此有利于钙的吸收。

牡蛎所含的蛋白质中有多种优良的氨基酸,这些氨基酸有解毒作用,可以除去体内的有毒物质,预防动脉硬化。

【食用建议】

一般人都可食用,尤其适宜糖尿病、干燥综合征、高血压、动脉硬化、高脂血症患者食用,女性更年期综合征和怀孕期间也适合食用。

如果买了牡蛎回家,千万不要把牡蛎泡在淡水里或者封在密不通风的塑料袋中,而应该放在一个干的容器里,盖上一块潮湿的布来保持牡蛎的湿度及环境的温度(最好存放在 5 ~ 8℃的冰箱里),这样牡蛎至少可以存活一个星期,而且保持新鲜美味。

【病友疑问】

Q：吃药后就可以降血脂,不需再注意饮食、运动等健康的生活习惯?

A：错。即使已在服药,如果饮食不控制、不做运动,或者依旧吸烟、酗酒等,可能必须吃更多的药、更高剂量的药,如此将加大药物产生副作用的机会,反而对降脂不利,同时,给身体带来其他的伤害。

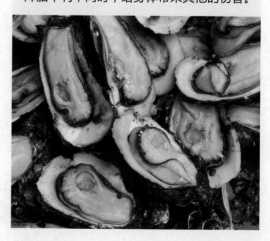

菠菜牡蛎粥

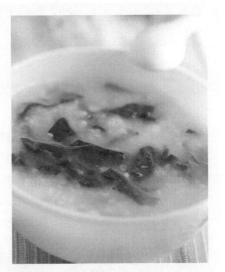

原料

大米 50克，菠菜、牡蛎、盐各适量。

制作方法

1. 将大米洗净，稍浸泡；菠菜洗净切段。
2. 将大米放进锅里，加水，用中火煮沸后改小火。
3. 加入菠菜段、牡蛎，待菠菜煮烂后加盐调味即可。

【食疗功效】

牡蛎有收敛、镇静、解毒、镇痛的作用。牡蛎的酸性提取物在活体中对脊髓灰质炎病毒有抑制作用。

小贴士

牡蛎肉不宜与糖同食。

牡蛎桑寄生汤

原料

牡蛎肉 250克，桑寄生 15克，脊骨 200克，姜 5克，红枣 5克，盐 5克。

制作方法

1. 脊骨斩件，牡蛎、桑寄生洗净。
2. 用煲把水煮沸后放入脊骨，煮去表面的血渍，倒出用清水洗净。
3. 用瓦煲装清水，大火煮开后放入脊骨、姜、牡蛎、桑寄生、红枣，煲 2 小时，调入盐即可食用。

【食疗功效】

牡蛎味咸，性微寒。归肝、胆、肾经，可起到收敛固涩除酸的作用，能治疗胃痛、胃酸等。

小贴士

要把干牡蛎泡好，可先准备一盆热水，将少许小苏打粉溶于热水中，然后把干牡蛎放在热水中浸泡。泡软了不仅容易洗干净而且能去掉干牡蛎的异味，洗好后用清水漂洗干净就可以了。

【蛤蜊——功效比某些常用的 降胆固醇药物更强】

【食物简介】

蛤蜊有花蛤、文蛤、西施舌等诸多品种,肉质鲜美无比,被称为"天下第一鲜"、"百味之冠",江苏民间还有"吃了蛤蜊肉,百味都失灵"之说。其营养特点是高蛋白、高微量元素、高铁、高钙、少脂肪。

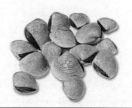

【热量天平】

每 100 克所含分量	
脂肪	0.6 克
蛋白质	7.7 克
碳水化合物	2.2 克
维生素 C	1 毫克
维生素 E	0.5 毫克
总热量	188.1 千焦(45 千卡)

【降脂功效】

蛤蜊肉含一种具有降低血清胆固醇作用的 δ7- 胆固醇和 24- 亚甲基胆固醇,它们都有抑制胆固醇在肝脏合成和加速排泄胆固醇的独特作用,从而使体内胆固醇下降。它们的这种功效比常用的降胆固醇的药物谷固醇更强。

【适用分量】每次 50 克左右。

【饮食安全】

蛤蜊等贝类性多寒凉,故脾胃虚寒者不宜多吃;受凉感冒者及平素脾胃虚寒、腹泻便溏的人忌吃;女性月经来潮期间及产后也忌食。

蛤蜊等贝类本身极富鲜味,烹制时千万不要再加味精,也不宜多放盐,以免鲜味反失。贝类中的泥肠不宜食用。未熟透的贝类也不能吃,以免传染上肝炎等疾病。

【对并发症的益处】

蛤肉中含有较为丰富的硒,硒能明显促进细胞对糖的摄取,具有与胰岛素相似的调节糖代谢的生理活性,因此能改善糖尿病症状。此外,蛤蜊肉能滋阴、化痰、软坚、利水,有滋阴明目、软坚、化痰的功效。

【食用建议】

一般人均可食用,尤其适合高胆固醇、高血脂体质者以及患有甲状腺肿大、支气管炎、胃病等疾病者食用;但是,有宿疾者应慎食,脾胃虚寒者不宜多吃。

选购蛤蜊时,可拿起轻敲,若为"砰砰"声,则蛤蜊是死的;相反若为较清脆的"咯咯"声音,则蛤蜊是活的。

蛤蜊烹饪前,要提前一天用水浸泡使之吐干净泥土,烹制时千万不要再加味精,也不宜多放盐,以免令其失去鲜味。

【病友疑问】

Q:吃维生素能够降血脂?

A:吃维生素最主要的作用不在"降血脂",而是"抗氧化"。由于氧化的血脂质对身体有害,维生素虽不能让血脂下降,却可能由于有助于抗氧化,而减低血脂被氧化的可能性,也减少血管硬化的程度。所以,在日常饮食中,要多吃富含维生素的蔬菜、水果,如花椰菜等。同时,要牢记,真正降血脂的饮食还是少热量、少油、少动物性蛋白质,"少"吃,而不是"多"吃补品等食物。

黄花菜蛤蜊汤

原料

蛤蜊肉 50 克，黄花菜 30 克，姜 20 克，葱 5 克，盐 6 克，料酒 5 毫升，食用油 10 毫升。

制作方法

1. 将蛤蜊肉洗净，黄花菜洗净，姜切片，葱切段。
2. 锅内加水煮沸，放入料酒、姜片、蛤蜊肉煮片刻，捞起滤水待用。
3. 将蛤蜊肉、黄花菜、姜片放入炖盅内，加入清水，用中火炖 2 小时，调入盐，淋热油，撒入葱段即成。

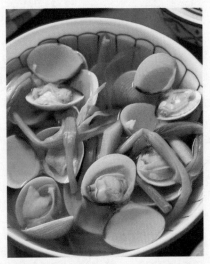

【食疗功效】

蛤蜊味咸性寒，具有滋阴润燥、利尿消肿、软坚散结作用。

小贴士

蛤蜊肉忌与田螺、橙子、芹菜同食。

茵陈蛤蜊汤

原料

茵陈 10 克，蛤蜊肉 200 克，鸡爪 100 克，瘦肉 100 克，姜片、淡菜各 5 克，盐、鸡精各适量。

制作方法

1. 将蛤蜊肉用温水浸半小时，洗净；瘦肉洗净切片；鸡爪洗净去甲；茵陈、淡菜洗净。
2. 用锅烧水至滚后放入蛤蜊肉、瘦肉，滚去表面血迹，再捞出洗净。
3. 将蛤蜊肉、淡菜、瘦肉、鸡爪一起放入煲内，加入清水适量，先用大火煮沸后改用小火，煮至七成熟时放入茵陈，熟后调味即可。

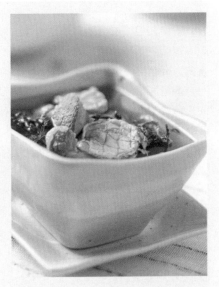

【食疗功效】

蛤蜊性滋润而助津液，故能润五脏、止消渴、开胃也。

小贴士

茵陈以质嫩、绵软、色灰白、香气浓者为佳。饮用茵陈汤对口腔溃疡有辅助疗效。

【海参——调节血脂，降低血液黏稠度】

【食物简介】

海参又名刺参、海鼠、海黄瓜、沙噀等，是一种名贵海产动物，因补益作用类似人参而得名。早在三国时期，吴国莹的《临海水土异物志》中对海参就有所记载，不过那时人们还没有认清海参的"庐山真面目"，给它起了个很俗气的名字"土肉"，也只会用火烤海参吃。海参肉质软嫩，营养丰富，滋味腴美，风味高雅，是久负盛名的名馔佳肴，海味"八珍"之一，与燕窝、鲍鱼、鱼翅齐名。

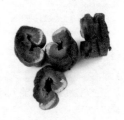

【热量天平】

每 100 克所含分量	
脂肪	0.2 克
蛋白质	16.5 克
碳水化合物	0.9 克
维生素 E	3.14 毫克
总热量	296.78 千焦（71 千卡）

【降脂功效】

海参在组成成分上有一定特点，即含胆固醇低，脂肪含量相对少，是典型的高蛋白、低脂肪、低胆固醇食物。它所含的海参多糖能降低血黏度、血清胆固醇及甘油三酯水平，起到调节血脂、改善人体血液循环的作用。

【适用分量】涨发品每次 50 ~ 100 克。

【饮食安全】

买回涨发好的海参后应反复过水冲洗，以免残留的化学成分危害健康。

海参性滑利，因此急性肠炎、腹泻、感冒、咳嗽痰多者忌食。

【对并发症的益处】

海参对高血压、冠心病、肝炎等患者及老年人而言堪称食疗佳品，常食对治病强身很有益处。海参还含有硫酸软骨素，有助于人体生长发育，能够延缓肌肉衰老，增强机体免疫力。海参中微量元素钒的含量居各种食物之首，可以参与血液中铁的输送，增强造血功能。最近美国的研究学者从海参中萃取出一种特殊物质——海参毒素，这种化合物能够有效抑制多种霉菌及某些人类癌细胞的生长和转移。经常食用海参对再生障碍性贫血、糖尿病、胃溃疡等疾病也都有良效。

【食用建议】

一般人都能食用，尤其适宜气血不足、营养不良及高血压、高血脂、冠心病、动脉硬化、产后、病后精血亏损、肾阳不足、阳痿遗精、手术后、肝炎、肾炎、糖尿病、癌症等患者食用。

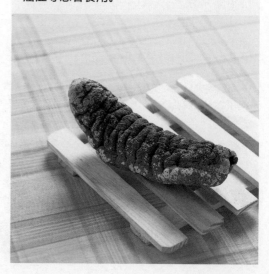

海参粥

原 料

粳米（或糯米）100克，海参适量。

制作方法

1. 将海参在水里浸透，剖洗干净。
2. 将洗好的海参切片，然后放入锅内煮烂。
3. 将煮好的海参同米煮成粥即可。

【食疗功效】

海参肉质软嫩，营养丰富，是典型的高蛋白、低脂肪食物，滋味腴美。它具有延缓衰老、消除疲劳、提高免疫力、增强抵抗疾病的功效。

小贴士

海参不宜与甘草、醋同食。

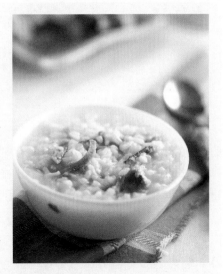

核桃银耳炖海参

原 料

核桃20克，银耳50克，海参60克，猪瘦肉50克，姜10克，葱10克，盐4克，生抽4毫升，淀粉5克。

制作方法

1. 海参涨发好清洗干净切块或原条，猪肉洗净切块，核桃、银耳洗净浸透，姜切片，葱切段。
2. 锅内加水煮沸，放入姜片、葱段、盐、海参滚煨片刻，捞起待用。
3. 取炖盅，将材料放入盅内，加入清水，用中火炖约2小时，调入盐即成。

【食疗功效】

海参味甘咸、性温，入心、肾、脾、肺经，具有滋阴补肾、壮阳益精、养心润燥、补血、治溃疡等作用。

小贴士

海参以体形大，肉质厚，体内无沙者为上品。

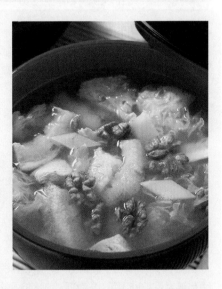

【鲑鱼——有效降低血脂和胆固醇水平，防治心血管疾病】

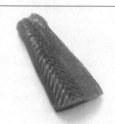

【食物简介】

鲑鱼也叫三文鱼、大马哈鱼等，"三文鱼"是英文"salmon"的音译。它是世界名贵鱼类之一，鳞小刺少，肉色橙红，肉质细嫩鲜美，既可直接生食，又能烹制菜肴，是深受人们喜爱的鱼类，享有"水中珍品"的美誉。由它制成的鱼肝油更是营养佳品。

【热量天平】

每 100 克所含分量	
脂肪	4.1 克
蛋白质	22.3 克
碳水化合物	0.1 克
维生素 C	1 毫克
维生素 E	2.3 毫克
总热量	555.94 千焦（133 千卡）

【降脂功效】

鲑鱼中含有大量不饱和脂肪酸，能有效降低血脂和血胆固醇水平，增强血管弹性，调节血压，维持血液正常循环，防治心血管疾病。

【适用分量】

熟食每次 60 ~ 80 克，生食每次 30 克左右。

【饮食安全】

痛风、高血压患者不宜食用鲑鱼；糖尿病患者忌食鲑鱼鱼子酱。

【对并发症的益处】

鲑鱼肉中所含的脂肪酸是脑部、视网膜及神经系统必不可少的物质，有增强脑功能、防治老年痴呆和预防视力减退的功效。在鱼肝油中该物质的含量更高。鱼肝油中还富含维生素 D 等，能促进机体对钙的吸收利用，有助于生长发育，降低心脏病、抑郁症、高血压、脑卒中等的患病风险。

【食用建议】

人人都可以食用，特别是对心血管疾病患者和脑力劳动者、应试学生更加有益。

在烹制时切勿把鲑鱼烧得过烂，鱼成熟即可。这样既可保存鲑鱼的鲜嫩，也可以去除人们不喜欢的鱼腥味。

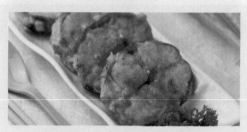

蜜汁煎鲑鱼

原料

鲑鱼 200 克，食用油 10 毫升，柠檬汁 10 毫升，蜂蜜 10 毫升，淀粉、胡椒粉、盐各适量。

制作方法

1. 将鲑鱼洗净，控干水分，用盐、胡椒粉腌 15 分钟。
2. 锅内放油，将腌好的鱼肉蘸少许淀粉，下锅煎至表面微黄。
3. 将蜂蜜、柠檬汁拌匀，分两次加入锅中，用小火煮至汁液收浓即可。

【食疗功效】

鲑鱼肉有补虚劳、健脾胃、暖胃和中的功效，可治消瘦、水肿、消化不良等症。

小贴士

选购时记着要买肉色新鲜、柔软油润带光泽的烟鲑鱼，这才是上品。

第五节 7 种可降脂的水果

〖苹果——降低血液中的胆固醇浓度〗

【食物简介】

苹果古称柰，又叫滔婆，为蔷薇科苹果的果实，原产于欧洲、中亚、西亚和土耳其一带，19 世纪传入我国，现在我国华北、东北、华中等地区广为栽培。它是世界上栽种最多、产量最高的水果之一，味道酸甜可口、营养丰富，是老幼皆宜的水果。它的医用价值也很高，被越来越多的人称为"大夫第一药"。

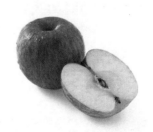

【热量天平】

每 100 克所含分量	
脂肪	0.3 克
蛋白质	0.1 克
碳水化合物	13.4 克
膳食纤维	0.5 克
维生素 C	8 毫克
维生素 E	1.46 毫克
总热量	238.26 千焦（57 千卡）

【降脂功效】

苹果中含有极为丰富的果胶，它能与胆汁酸结合，吸收人体内多余的胆固醇和甘油三酯，然后排出体外，从而降低血液中的胆固醇浓度。此外，果胶还可与其他降胆固醇的物质如维生素 C、果糖、镁等结合成新的化合物，从而使降血脂的作用更加显著。实验结果显示：每日吃 1 ~ 2 个苹果的人，其血液中的胆固醇含量可降低 10% 以上。

【适用分量】每日 1~2 个。

【饮食安全】

不要在饭前吃苹果，以免影响正常的进食及消化。

苹果富含碳水化合物和钾盐，因此肾炎及糖尿病患者不宜多食。

苹果不宜与海味同食，否则易引起腹痛、恶心、呕吐等症状。

【对并发症的益处】

苹果含有较多的钾，较少的钠，钾能与体内过剩的钠结合，使之排出体外，从而起到降压作用。它含有较多的苹果酸，可使积存在体内的脂肪分解，具有减肥作用，能防止体形过胖。它所含的类黄酮还有抑制血小板聚集的作用，能降低血液黏稠度，减少血栓形成的危险。它所含的果胶，能防止胆固醇增高，减少血糖的含量，适量食用对防治糖尿病有一定的作用。此外，苹果中的可溶性纤维能调节机体血糖水平，预防血糖骤升骤降，对病情控制有一定的作用。

【食用建议】

脂肪过多者、糖尿病者宜吃酸苹果。

男性吃苹果的数量应多于女性。

【葡萄——降低胆固醇水平，控制血小板聚集】

Xuezhi Gaole Zenmechi

【食物简介】

葡萄别名蒲桃、蒲萄，是一种栽培价值很高的果树，在全世界的果品生产中，其产量和栽培面积一直居于首位。葡萄果实颗颗晶莹玲珑可爱，令人垂涎欲滴，鲜果美味可口，干果别有风味，果汁清凉宜人，果酱调食最佳。

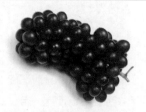

【热量天平】

每 100 克所含分量	
脂肪	0.4 克
蛋白质	0.3 克
碳水化合物	0.2 克
膳食纤维	1.8 克
维生素 C	4 毫克
维生素 E	0.34 毫克
总热量	16.72 千焦（4 千卡）

【降脂功效】

葡萄汁中含有白黎芦醇，它是降低胆固醇的天然物质。动物实验也证明，葡萄能使胆固醇降低，抑制血小板聚集，因此是高血脂患者最好的食物之一。

【适用分量】每日 100 克。

【饮食安全】

糖尿病、便秘者忌食葡萄，否则可能加重病情。

吃葡萄后不能立刻喝水，否则很容易引发腹泻。

脾胃虚寒者不宜多食，多食则令人泄泻。

葡萄忌与海鲜、萝卜、人参同食，因为其与海鲜同食可能出现腹痛、恶心、呕吐等症状；与萝卜同食可能诱发甲状腺肿；与人参同吃会降低药效。

【对并发症的益处】

葡萄中所含的多酚类物质是天然的自由基清除剂，具有很强的抗氧化活性，可以有效地调整肝细胞的功能，抵御或减少自由基的伤害。此外，它还具有抗炎作用，能与细菌、病毒中的蛋白质结合，使它们失去致病能力。葡萄中的果酸还能帮助消化、增加食欲、防止肝炎后脂肪肝的发生。

【食用建议】

选购葡萄时应以果梗青鲜，表面果粉完整，表皮无斑痕，果粒饱满，大小均匀的为好。轻轻提起果梗，微微抖动，如果果粒牢固而掉落少，那么说明果实很新鲜。

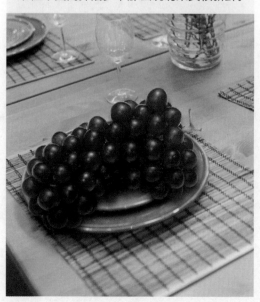

〖橙子——降低胆固醇和血脂浓度〗

【食物简介】

橙子是我国南方主要的水果之一，色、香、味兼备，甜酸多汁，清香爽口，风味醇厚，维生素C含量高，营养丰富，因此深受人们的喜爱。我国是橙子的原产地之一，已有4000多年的栽培历史。它的种类很多，如脐橙、血橙、冰糖橙、新奇士橙等，其中以脐橙最为常见。

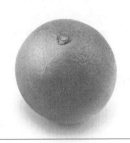

【热量天平】

每100克所含分量	
脂肪	0.2克
蛋白质	0.8克
碳水化合物	10.5克
膳食纤维	0.6克
维生素C	33毫克
维生素E	0.56毫克
总热量	196.46千焦（47千卡）

【降脂功效】

橙子中含有丰富的维生素C，能软化和保护血管，促进血液循环，降低血清胆固醇浓度。高血脂患者经常适量食用橙子，能有效改善症状。

【适用分量】每日1个即可。

【饮食安全】

不宜多吃，过食或食用不当对人体反而有害处。有泌尿系统结石的患者尤其不可多吃橙子；糖尿病、脾胃虚弱、风寒感冒、贫血等症患者不宜食用。

饭前或空腹时不宜食用，否则橙子所含的有机酸会刺激胃黏膜，对胃不利。

吃橙子前后1小时内不要喝牛奶，否则会影响消化吸收。

橙子忌和螃蟹、蛤蜊肉、槟榔等同食。

【对并发症的益处】

橙子中所含的特殊物质，可以降低血压，扩张心脏的冠状动脉，维护心血管健康，是预防冠心病与动脉粥样硬化的理想食物。它含有丰富的碳水化合物、维生素、苹果酸、柠檬酸、蛋白质、膳食纤维以及多种矿物质等，对于坏血病、夜盲症、皮肤角化和发育迟缓，都有一定的辅助治疗作用。

【食用建议】

尤其适合胸膈满闷、恶心欲吐者，以及饮酒过多、宿醉未醒者食用。

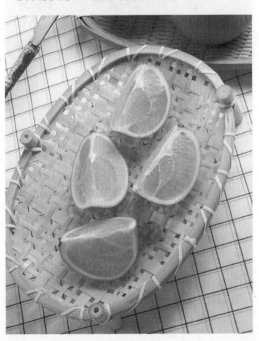

【柠檬——有效降低胆固醇水平】

【食物简介】

柠檬又名柠果、洋柠檬等,原产于马来西亚。其果实为黄色,呈椭圆形,汁多肉脆,芳香浓郁,但味道非常酸,因此一般不像其他水果一样鲜食。它的营养和药用价值很高,是最有药用价值的水果之一,对人体健康十分有益。因为含有丰富的柠檬酸,所以它还享有"柠檬酸仓库"的美誉。

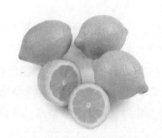

【热量天平】

每 100 克所含分量	
脂肪	1.2 克
蛋白质	1.1 克
碳水化合物	0.2 克
膳食纤维	1.3 克
维生素 C	40 毫克
维生素 E	1.14 毫克
总热量	146.3 千焦(35 千卡)

【降脂功效】

柠檬中含有丰富的维生素 C,能加速胆固醇分解代谢,降低血清胆固醇水平,软化血管。

【适用分量】 每次 1/6 个(1~2 瓣)即可。

【饮食安全】

柠檬含钠量较高,因此肾水肿患者应少吃。

胃寒、胃酸过多者或胃、十二指肠溃疡患者应忌吃柠檬。低血压、怕冷、女性月经期间及产后也不宜吃。

【对并发症的益处】

柠檬不但能够预防癌症,降低血清胆固醇水平,防止食物中毒,消除疲劳,增强免疫力,延缓老化,并且对贫血、感冒等也有效。它所含的柠檬酸能使钙易深化并能形成螯合钙,可大大提高人体对钙的吸收率,增加人体骨密度,进而预防骨质疏松症。

【食用建议】

尤其适合暑热口干烦躁、消化不良、维生素 C 缺乏、胎动不安、肾结石、高血压、高血脂、心肌梗死等患者食用。

餐后喝点用鲜柠檬泡的水,非常有益于消化。

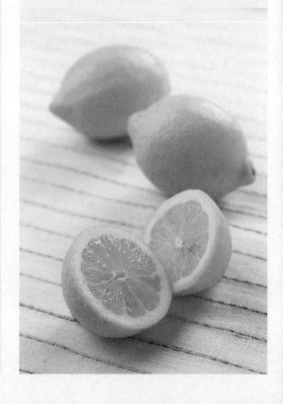

〔猕猴桃——对高血脂有很好的食疗效果〕

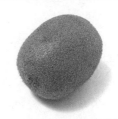

【食物简介】

猕猴桃又名毛桃、藤梨、苌楚、羊桃、毛梨、连楚等，是猕猴桃科植物猕猴桃的果实。它是猕猴最爱吃的一种野生水果，因而得名猕猴桃。它的维生素 C 含量在水果中名列前茅，一颗猕猴桃就能提供每人每日维生素 C 需求量的 2 倍多，被誉为"维生素 C 之王"。

【热量天平】

每 100 克所含分量	
脂肪	0.1 克
蛋白质	1 克
碳水化合物	13.5 克
膳食纤维	2.5 克
维生素 C	652 毫克
维生素 E	1.3 毫克
总热量	221.54（千焦）53 千卡

【降脂功效】

猕猴桃中的维生素 C 含量在水果中排名前列，能显著降低血清胆固醇和甘油三酯水平，对高血脂有很好的改善作用。它还富含膳食纤维，能增加人体饱腹感，促进脂肪的分解，避免过多的脂肪在体内沉积，从而降低血脂水平。

【适用分量】

成人每日吃 1 个猕猴桃即可，小孩则要酌情减量。

【饮食安全】

脾胃虚寒者应少吃，否则会引起腹痛腹泻。脾虚便溏、风寒感冒、疟疾、寒湿痢、慢性胃炎、痛经、闭经者不能吃。

吃猕猴桃后不能马上喝牛奶或吃其他乳制品。

【对并发症的益处】

猕猴桃中的肌醇作为天然糖醇类物质，对调节糖代谢有正效应，可改善神经的传导速度，是糖尿病患者较为理想的水果。猕猴桃中含有的血清促进素具有稳定情绪、镇静心绪的作用。

【食用建议】

情绪低落、常吃烧烤、经常便秘者尤其适合吃猕猴桃。

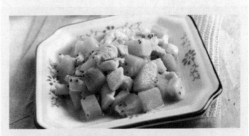

猕猴桃鸡柳

原料

猕猴桃 15 克，鸡柳 50 克，食用油、盐、黑胡椒粉各适量。

制作方法

1. 猕猴桃去皮切块。鸡柳切丁，用盐、黑胡椒粉腌渍 15 分钟。
2. 起油锅，下食用油，待油热后放入鸡柳，炒到八分熟。
3. 加入猕猴桃块快炒片刻，调味拌匀即可。

【食疗功效】

鸡肉不仅油脂含量少，而且可以提供优良的蛋白质，搭配猕猴桃后营养更丰富，尤其有利于维生素 C 的吸收，适合高血脂患者食用，能增强人体的抗氧化力和免疫力。

【柚子——降低胆固醇水平，预防冠心病】

【食物简介】

柚子俗称团圆果，又名文旦、雪柚、朱栾、苦柚、气柑等，果实小的如柑或者橘，大的如瓜，黄色的外皮很厚，食用时需去皮吃其瓤，大多在 10～11 月果实成熟时采摘。柚子是温带及热带的产品，中国南方广东、广西、福建等省产，比较出名的有文旦柚、沙田柚、坪山柚等。柚子味道酸甜，略带苦味，含有丰富的营养素，是医学界公认的最具食疗效益的水果。

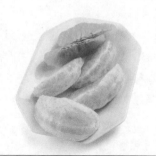

【热量天平】

每 100 克所含分量	
脂肪	0.2 克
蛋白质	0.8 克
碳水化合物	9.1 克
膳食纤维	0.4 克
维生素 C	110 毫克
维生素 E	3.4 毫克
总热量	171.38 千焦（41 千卡）

【降脂功效】

柚子果肉及果皮中都含有丰富的水溶性纤维——果胶，它不仅能降低"坏胆固醇"——低密度脂蛋白胆固醇的水平，而且能保护动脉壁，降低心血管疾病发生的概率。

【适用分量】每次 50 克左右。

【饮食安全】

一次食柚量不能过多，否则不仅会影响肝脏解毒，使肝脏受到损伤，而且还会引起其他不良反应，甚至发生中毒，出现包括头昏、恶心、心悸、心跳过速、倦怠乏力、血压降低等症状。

服药后不能马上吃柚子，否则对健康不利。

【对并发症的益处】

研究发现，新鲜柚子果肉中含有胰岛素样成分，有降低血糖的功效，还含有丰富的维生素 C，可抑制醛糖还原酶，预防糖尿病微血管并发症的发生。

其所含的果胶可降低低密度脂蛋白胆固醇的水平，降低动脉壁的损坏程度。

它还能通过降低人体胆固醇水平，预防发生冠心病。

柚子中含有的生理活性物质，可降低血液的黏滞度，减少血栓的形成，因而对脑血管病，如脑血栓、脑卒中等也有较好的预防作用。

【食用建议】

尤其适合胃病、消化不良、慢性支气管炎、咳嗽、痰多气喘、心脑血管疾病患者食用。

【病友疑问】

Q：既然柚子有这么好的功效，那么能和降脂药一起吃吗？

A：不能。服用降脂药物时，既不能吃柚子，也不能喝柚子汁，否则柚子中的活性成分会大大增加药物在血液中的浓度，而血药浓度太高，那么药物的毒副作用就更大，对身体的危害也就更大。临床研究证实，服药后 6 小时内都不宜吃柚子或喝柚子汁。

蒜香柚子皮

原料

柚子皮 300 克，食用油、青蒜、豆豉各适量。

制作方法

1. 将柚子皮削去青黄的表皮，留下白色的"棉絮"内层，接着用开水煮 10 分钟，筷子能捅穿即可。然后用清水泡浸一个晚上，第二天捞起挤干水分，漂洗干净，以去掉柚子皮中的青涩味去掉。

2. 挤干水分，切成条状备用。青蒜切段。

3. 起油锅，用大火先将青蒜和豆豉煸香，然后放入柚皮翻炒一会，调味，加入清水，用中火煮 5 分钟，收汁入味即可。

【食疗功效】

常吃柚皮可降气止咳、清火通便、降脂降糖，特别适宜中老年人或高血脂、糖尿病患者。如果单纯吃柚皮太寡味，可用柚皮与猪肉一起焖，成菜不淡不腻，口感适中。

小贴士

太苦的柚子不宜吃。

柚子鲜瓜汁

原料

柚子 400 克，甜瓜 300 克，碎冰、冰糖、蜂蜜各适量。

制作方法

1. 柚子翻皮，去核；甜瓜去皮、瓤，切小块。

2. 放柚子肉、甜瓜块、冰糖、碎冰加水榨汁。

3. 加蜂蜜调匀即可。

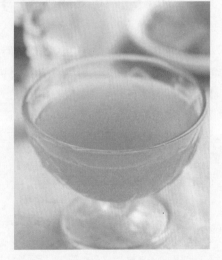

【食疗功效】

柚皮与其他黄酮类物质相似，有抗炎作用。此汁能降压去脂、健胃养颜。

小贴士

柚子性寒，脾虚泄泻者吃了柚子会腹泻，故身体虚寒者不宜多吃。

〖草莓——降低血脂和胆固醇浓度〗

【食物简介】

草莓又叫红莓、地莓等,全世界有 50 多个品种,原产于欧洲,20 世纪传入我国。它的外形呈心形,鲜美红嫩,果肉多汁,酸甜可口,香味浓郁,不仅色彩鲜艳,而且还有一般水果所没有的宜人的芳香,是水果中难得的色、香、味俱全的水果,享有"果中皇后"的美誉。

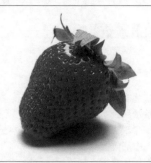

【热量天平】

每 100 克所含分量	
脂肪	0.1 克
蛋白质	0.8 克
碳水化合物	5.2 克
膳食纤维	1.6 克
维生素 C	35 毫克
维生素 E	0.4 毫克
总热量	104.5 千焦（25 千卡）

【降脂功效】

草莓中含有大量的维生素 C 和尼克酸,它们都有降低胆固醇和血脂水平的作用。草莓还含有丰富的果胶和有机酸,果胶可与胆汁酸结合,加速体内有害物质的分解排出;有机酸可以促进脂肪的分解。

【适用分量】每次 10 颗即可。

【饮食安全】

草莓中含有的草酸钙较多,因此尿道结石患者不宜多吃。

【对并发症的益处】

草莓含有丰富的维生素和微量元素,极易被人体吸收,具有辅助降糖的功效。其所含的膳食纤维和果胶能润肠通便,降低血压和胆固醇水平,可辅助治疗高血压、冠心病、坏血病等。所含胡萝卜素能转化为维生素 A,有养肝明目的作用,并能防止糖尿病引起的眼部病变。

【食用建议】

选购草莓时以鲜红色或深红色、色泽鲜亮、颗粒大、清香浓郁者为佳。

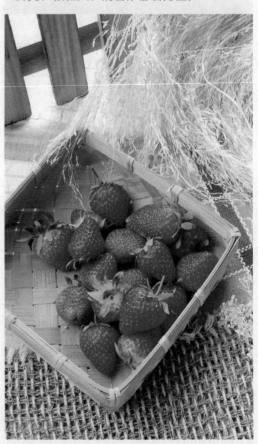

第六节 4 种可降脂的干果

〖榛子——促进胆固醇代谢〗

【食物简介】

榛子又称山板栗、尖栗、棰子等。它形似栗子，外壳坚硬，果仁肥白而圆，有香气，含油脂量很大，吃起来特别香美，使人余味绵绵，因此成为最受人们欢迎的坚果类食品，有"坚果之王"的称号。

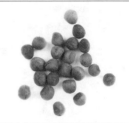

【热量天平】

每 100 克所含分量	
脂肪	44.8 克
蛋白质	20 克
碳水化合物	14.7 克
膳食纤维	9.6 克
维生素 E	36.43 毫克
总热量	1889.36 千焦（452 千卡）

【降脂功效】

榛子中不饱和脂肪酸的含量极为丰富，不仅可以促进胆固醇的分解代谢，而且能软化血管，保护毛细血管的健康。

【适用分量】每次 20 颗左右，不宜多吃。

【饮食安全】

榛子中含有丰富的油脂，因此胆功能严重不良者应慎食。存放时间较长后也不宜食用。

【对并发症的益处】

榛子中富含油脂，有利于其中脂溶性维生素在体内的吸收，对体弱、病后体虚、易饥饿者都有很好的补养作用。榛子有天然香气，能促进食欲。榛子里包含有抗癌化学成分紫杉酚，它是红豆杉醇中的活跃成分，可以治疗卵巢癌、乳腺癌及其他一些癌症，可以延长患者的生命期。

【食用建议】

一般人都可以食用，也是癌症、糖尿病患者适合食用的坚果补品。

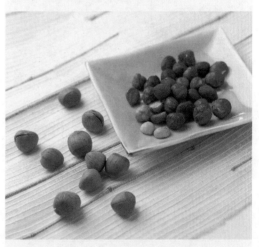

【病友疑问】

Q：血脂高者能喝咖啡吗？

A：最好是不要，尤其是浓咖啡。因为咖啡的主要成分咖啡因会刺激血脂、血糖，使血脂和血糖浓度升高。而且，研究数据也表明，长期喝咖啡，特别喝浓咖啡者，血液中胆固醇水平和冠心病发病率比不喝咖啡或很少喝咖啡者要高得多。

【花生——降脂降压，防止血栓形成】

【食物简介】

花生又名落花生、及地果、唐人豆等，为蝶形花科植物花生的种子。因其善于滋养补益，有助于延年益寿，所以民间又称其为"长生果"，并且和黄豆一起并称为"植物肉"、"素中之荤"。它的营养价值比粮食类高，可与鸡蛋、牛奶、肉类等动物性食物相媲美，其蛋白质和脂肪的含量相当高，适合制作各种营养食品。

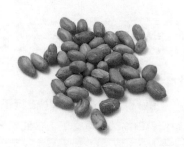

【热量天平】

每 100 克所含分量	
脂肪	25.4 克
蛋白质	12.1 克
碳水化合物	5.2 克
膳食纤维	7.7 克
维生素 C	14 毫克
维生素 E	2.93 毫克
总热量	1245.64 千焦（298 千卡）

【降脂功效】

花生中的脂肪含量虽然高，但大部分是不饱和脂肪酸，有降低胆固醇水平的作用，可调节血脂水平，降低血压和血黏度，保护心血管。此外，它还含有胆碱、卵磷脂等成分，可以提高高密度脂蛋白水平，这种脂蛋白不仅能够降低血液中的甘油三酯水平，还可以预防动脉粥样硬化性心脏病。

【适用分量】每日 80~100 克。

【饮食安全】

花生炒熟或油炸后性质燥热，不宜多吃。霉变花生不能吃。

花生含油脂多，消化时需要多耗胆汁，因此胆病患者不宜食用。花生能增进血凝、促进血栓形成，因此血黏度高或有血栓者也不宜食用。

花生不宜与黄瓜、螃蟹、香瓜等同食。

【对并发症的益处】

花生衣中含有油脂和多种维生素，并含有使凝血时间缩短的物质，能对抗纤维蛋白的溶解，有促进骨髓制造血小板的功能，对多种出血性疾病不但有止血的作用，而且对原发病有一定的治疗作用。它含十多种人体所需的氨基酸，其中的谷氨酸和天门冬氨酸可促使细胞发育和增强大脑的记忆能力；它所含的不饱和脂肪酸有降低胆固醇的作用，可防治动脉硬化、高血压和冠心病；它还含有一种生物活性很强的天然多酚类物质——白藜芦醇，这种物质是肿瘤类疾病的化学预防剂，也是降低血小板聚集，预防和治疗动脉粥样硬化、心脑血管疾病的化学预防剂。它所含的油脂成分能增强胰岛素的敏感性，有利于降低血糖，对糖尿病患者有益。

【食用建议】

选购时以粒圆饱满、无霉蛀者为佳。如果有软烂或过于干瘪者，不宜选购。

泡花生米

原料

花生米 100 克,大蒜 10 克,红醋 100 毫升,姜、盐各适量。

制作方法

1. 将花生米和姜、蒜放在水中泡 30 分钟左右。
2. 先后加入红醋、盐和花生米一起浸泡 1 小时左右即可。

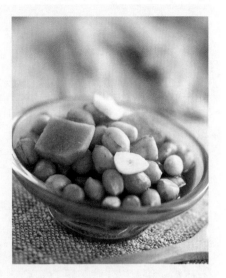

【食疗功效】

花生中含有较多不饱和脂肪酸,其中大部分为亚油酸,具有降低人体胆固醇水平、防止动脉硬化、预防冠心病和美容润肤的功效。

小贴士

花生含有一种促凝血因子,跌打损伤、血脉淤滞者食用花生后,可能会使血淤不散,加重肿痛症状。

陈皮醋煮花生

原料

花生米 500 克,陈皮 20 克,米醋 150 毫升,盐、鸡精各适量。

制作方法

1. 花生、陈皮洗净。
2. 花生放入沙锅中,加水煮,水开后放入陈皮,再煮沸。
3. 加入米醋、盐、鸡精,再改用小火慢煮约 1 小时,至水快烧干、花生米酥烂时离火,去陈皮即可。

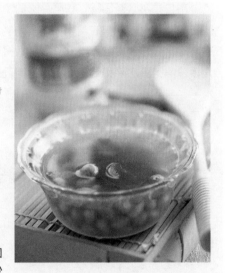

【食疗功效】

陈皮能理气化痰,米醋能杀菌降压,花生能降低胆固醇水平。此汤不仅适合高血脂、高血压患者,也适合冠心病术后患者。

小贴士

花生的热量和脂肪含量都很高,吃 60 克炒花生仁,就吃进了 581 千卡的热量,相当于吃进 250 克的馒头,故想减肥者应远离花生。

【杏仁——不含胆固醇】

【食物简介】

将杏核去壳得到的种仁就是杏仁，它主要有两种，即苦杏仁和甜杏仁。甜杏仁既可以作为休闲小吃，又可以做凉菜；苦杏仁一般用来入药。

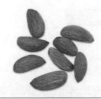

【热量天平】

每 100 克所含分量	
脂肪	0.1 克
蛋白质	0.9 克
碳水化合物	7.8 克
膳食纤维	1.3 克
维生素 C	4 毫克
维生素 E	0.95 毫克
总热量	150.48 千焦（36 千卡）

【降脂功效】

杏仁中不含胆固醇，仅含 7% 的饱和脂肪酸，还含有丰富的黄酮类和多酚类成分，镁、钙的含量也很丰富，能有效降低人体总胆固醇水平和低密度脂蛋白胆固醇水平。实验证明，高血脂患者每日吃 30 克杏仁，可替代含高饱和脂肪酸的食物。

【适用分量】每次 50 克即可。

【饮食安全】

产妇、幼儿、患者，特别是糖尿病患者，不宜吃杏仁或杏仁制品。

杏仁虽然好吃，但不可吃得过多，否则对身体有害。

【对并发症的益处】

现代医学认为，苦杏仁能止咳平喘，润肠通便，可治疗肺病、咳嗽等疾病；甜杏仁和日常吃的干果大杏仁偏于滋润，有一定的补肺作用，能够降低体内胆固醇的含量，降低心脏病和很多慢性疾病的发病危险。杏仁还有美容功效，能促进皮肤微循环，使皮肤红润光泽。杏仁对骨骼生长也有利。其所含的脂肪几乎都是不饱和脂肪酸，能清除胆固醇，预防动脉硬化。

【食用建议】

一般人都能食用，有呼吸系统疾病者尤其适合，癌症患者以及术后放疗、化疗者也适宜食用。

选购时以色泽棕黄、颗粒均匀、无臭味者为佳，应避免购买青色、表面有干涩皱纹的杏仁。

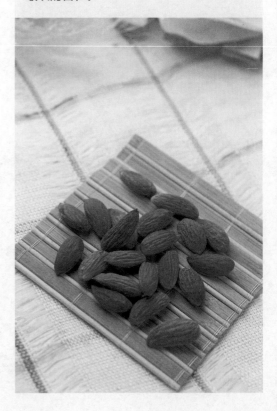

杏仁鲫鱼汤

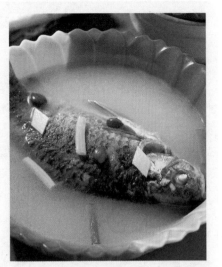

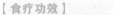

原料

鲫鱼500克，甜杏仁10克，姜5克，葱5克，盐5克，食用油适量。

制作方法

1.将鲫鱼宰洗干净，甜杏仁洗净浸透，姜切片，葱切段。
2.烧锅下食用油，放入少量姜片，将鲫鱼煎至两面金黄色。
3.将鲫鱼、甜杏仁、姜片放入炖盅内，加入清水炖2小时，调入盐，撒上葱段即成。

【食疗功效】

此菜具有滋阴理肺、健脾益气功效，适用于慢性支气管炎、气阴两虚型有痰咳之不爽、动辄喘促、气短等症。

小贴士

杏仁分为南杏和北杏，甜杏仁称南杏，苦杏仁称北杏。

柚子杏仁炖乌鸡

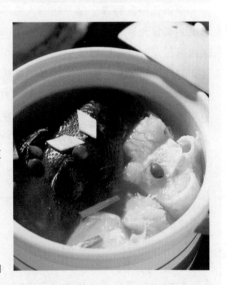

原料

乌鸡250克，柚子500克，杏仁20克，姜5克，葱5克，盐6克，料酒10毫升。

制作方法

1.乌鸡整只洗净，柚子去皮撕瓣，杏仁浸透洗净，姜切片，葱切花。
2.锅内加水煮沸，放入料酒、姜片、乌鸡煮片刻，捞起待用。
3.将乌鸡、柚子、杏仁放入干净炖盅内，加入清水炖2小时，取出调入盐，撒入葱花即成。

【食疗功效】

此菜具有滋养机体、提高生理功能的作用。乌鸡、柚子、杏仁三者合而为汤，清润可口，能益肺健胃、消食生津、化痰止咳，且男女老少皆宜。

小贴士

购买的杏仁要统一的颜色，不要软掉的或干枯的。闻杏仁的气味，应该是气味甜和的坚果味的，如果其气味是刺鼻略苦的，说明已经坏了。

Xuezhi Gaole Zenmechi

【核桃——防治动脉硬化】

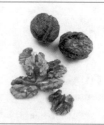

【食物简介】

核桃又名胡桃,在国际市场上,它与杏仁、腰果、榛子一起并列为世界四大干果。在国外被人们称为"大力士食品"、"营养丰富的坚果"、"益智果",在国内则享有"万岁子"、"长寿果"、"养人之宝"等美称。它具有卓著的健脑效果和丰富的营养价值,被越来越多人所推崇。

【热量天平】

每 100 克所含分量	
脂肪	35.6 克
蛋白质	15.2 克
碳水化合物	0.8 克
膳食纤维	11.6 克
维生素 E	43.21 毫克
总热量	2733.72(654 千卡)

【降脂功效】

核桃仁中含有锌、锰、铬等人体不可缺少的微量元素。人体在衰老过程中锌、锰含量日渐降低,铬有促进葡萄糖利用、胆固醇代谢和保护心血管的功能。核桃中还含有大量不饱和脂肪酸,能减少肠道对胆固醇的吸收,防止过多的有害物质在血管壁上沉积,净化血液,维护心血管健康。

【适用分量】核桃仁每日 20 克即可。

【饮食安全】

核桃中含有较多脂肪,因此一次不宜吃得太多,否则会影响消化。

慢性肠炎患者忌食核桃。

【对并发症的益处】

核桃中的磷脂,对脑神经有良好保健作用。核桃含有不饱和脂肪酸,有防治动脉硬化的功效。核桃含有一种脂肪酸,能够帮助人体改善胰岛功能、调节血糖。另外,核桃中还富含维生素 E 和一些有助于预防糖尿病的物质,对糖尿病患者改善病情很有好处。核桃含的钾元素比其他许多食物都多得多,能限制钠盐的吸收,经常适量食用对高血压有一定的防治作用。核桃的镇咳平喘作用也十分明显,冬季食用,对慢性气管炎和哮喘病患者有极佳的疗效。

【食用建议】

疲劳时吃一些核桃仁,能缓解疲劳和压力。

核桃仁表面的褐色薄皮也含有营养成分,吃的时候最好不要剥掉这层薄皮。

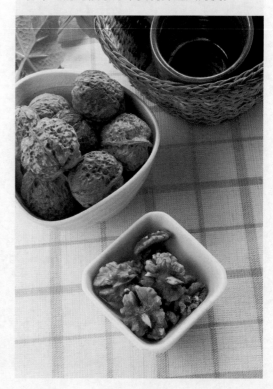

人参核桃饮

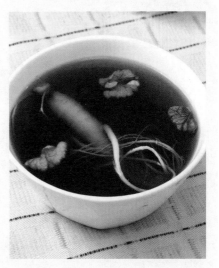

原料

　　人参 3 克，核桃肉 10 克。

制作方法

将人参、核桃肉加水煎煮。

【食疗功效】

　　此饮具有益气固肾功效，适用于气短喘息、自汗、不耐劳累、面色黄暗、形体羸瘦等症。

小贴士

　　核桃不能与白酒一同食用。

核桃木瓜炖山斑鱼

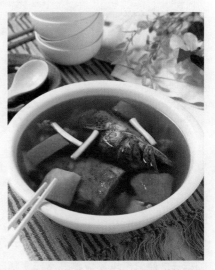

原料

　　核桃 30 克，木瓜 400 克，山斑鱼 500 克，瘦肉 300 克，姜 5 克，鸡爪 100 克，红枣 5 克，葱 5 克，盐 5 克。

制作方法

1. 木瓜切开去粒，山斑鱼剖好、切件，瘦肉切粒，姜去皮，葱切段。
2. 锅内烧水，待水开时放入瘦肉、鸡爪，煮净血水后捞出冲净；山斑鱼煎至两面金黄。
3. 将山斑鱼、瘦肉、鸡爪、核桃、木瓜、红枣、姜、葱段放入炖盅内，加入清水，炖 2.5 小时后调味即可食用。

【食疗功效】

　　核桃仁含有较多的蛋白质及人体营养必需的不饱和脂肪酸，这些成分皆为大脑组织细胞代谢的重要物质，能滋养脑细胞，增强脑功能。

小贴士

　　肺炎、支气管扩张者不宜食之。

第七节 9种五谷杂粮多吃可降脂

【玉米——降低血清胆固醇水平】

【食物简介】

玉米学名玉蜀黍，又叫苞谷，原产墨西哥和秘鲁，大约16世纪初传入中国。其维生素含量非常高，是稻米、小麦的5~10倍。同时，它含有大量的营养保健物质，除了含有碳水化合物、蛋白质、脂肪、胡萝卜素外，还含有维生素等营养物质。它所含的钙质也很丰富，经测定，它能提供的钙几乎与乳制品中所含的钙差不多。

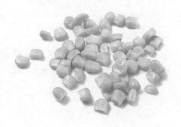

【热量天平】

每 100 克所含分量	
脂肪	2.3 克
蛋白质	4 克
碳水化合物	40.2 克
膳食纤维	10.5 克
维生素 C	10 毫克
维生素 E	1.7 毫克
总热量	819.28 千焦（196 千卡）

【降脂功效】

玉米中含有丰富的钙、镁、硒等物质以及卵磷脂、亚油酸、维生素 E，它们都有降低血清胆固醇水平的作用，可减轻动脉硬化和脑功能衰退症状。此外，它所含的丰富的膳食纤维不仅能刺激肠胃蠕动，清除体内废物，而且能促进胆固醇的代谢，从而促进肠内毒素的排出。

【适用分量】每日 100 克。

【饮食安全】

一次不要食用过多，以免引起胃闷胀气。

玉米发霉后会产生致癌物质，故绝对不能吃发霉的玉米。

【对并发症的益处】

它含有丰富的钙，可起到降血压的功效。它所含的胡萝卜素，被人体吸收后能转化为维生素 A，具有防癌作用；膳食纤维能加速致癌物质和其他毒物的排出；天然维生素 E 不仅有促进细胞分裂、延缓衰老、降低血清胆固醇、防止皮肤病变的功能，还能减轻动脉硬化和脑功能衰退。研究人员指出，玉米含有的黄体素、玉米黄质可以对抗眼睛老化。此外，多吃玉米还能抑制抗癌药物对人体的副作用，刺激大脑细胞，增强人的脑力和记忆力。

【食用建议】

玉米蛋白质中缺乏色氨酸（长期单一食用玉米易发糙皮病），宜与豆类食物搭配食用。以玉米为主食时更应多吃豆类食物。

枸杞子玉米羹

原料

鲜玉米粒 200 克，枸杞子 5 克，青豆粒 10 克，水淀粉适量。

制作方法

1. 将鲜玉米粒、枸杞子、青豆粒用清水洗净。
2. 锅内烧清水，待水开后，投入玉米粒、枸杞子、青豆粒，用中火煮约 6 分钟。
3. 用水淀粉勾芡，推匀盛入碗内即可。

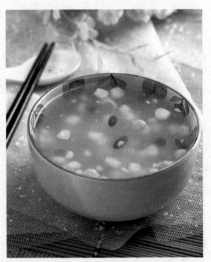

【食疗功效】

可滋肝明目、益肾助阳、健脾和胃、养血补虚，适用于冠心病、高血压、高血脂、心肌梗死、动脉硬化等心血管疾病及癌症的防治。

小贴士

吃玉米时应把玉米粒的胚尖全部吃进，因为玉米的许多营养都集中在这里。玉米熟吃更佳，烹调尽管使玉米损失了部分维生素 C，却获得了更有营养价值的活性抗氧化剂。

冬葵子玉米须汤

原料

玉米须 60 克，冬葵子 15 克，赤豆 100 克，糖适量。

制作方法

1. 将玉米须、冬葵子洗净，放入锅内，加入适量清水煎水取汁；赤豆洗净。
2. 将药汁、赤豆一起放入锅内，煲约 1 小时。
3. 趁热加入糖调味即可。

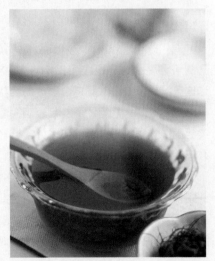

【食疗功效】

玉米须利尿消肿、平肝利胆而减肥。冬葵子利水通淋，并富含胡萝卜素和亚油酸及钾、镁、锌等元素，能使皮肤白嫩光泽。此汤适用于肥胖症、高血压、糖尿病、高血脂等症。

小贴士

玉米须为禾本科玉蜀黍属植物玉米的花柱和花头。

〖燕麦——降低胆固醇水平〗

【食物简介】

燕麦又称雀麦、野麦、油麦、玉麦等，就是我国的莜麦，是高寒地区一年生草本作物，在我国产于长江与黄河流域。它的营养非常丰富，蛋白质、脂肪含量是大米的2倍，且富含维生素B_1、维生素B_2、维生素B_6及微量元素铬、镁、锰、锌及多种氨基酸、植酸、亚油酸、磷脂等，尤其富含人体"不可缺乏的非必需氨基酸"——谷氨酰胺。研究结果证实，常吃燕麦能促进心脏健康。

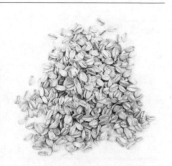

【热量天平】

每100克所含分量	
脂肪	6.7克
蛋白质	15克
碳水化合物	61.6克
膳食纤维	5.3克
维生素E	3.07毫克
总热量	1534.06千焦（367千卡）

【降脂功效】

现代医学研究发现，燕麦含有大量多孔的可溶性纤维，是小麦的10~15倍，这些可溶性纤维进入肠道会形成海绵状胶样物质，吸附大量胆汁酸，包裹胆固醇与类胆固醇物质，将其清除出体外，这样势必迫使肝脏从血中摄入胆固醇为材料"加工"成胆汁酸，从而降低血中胆固醇水平。美国食品与药物监督管理局（FDA）批准的一项食品与健康声明中指出，把燕麦作为膳食的一部分，可以降低血胆固醇水平。

【适用分量】每日40克左右。

【饮食安全】

中医认为燕麦有止汗、滑肠、催产的作用，故腹泻者及孕妇禁食。

一次不宜吃得太多，否则会造成胃痉挛或是胀气。

【对并发症的益处】

燕麦所含的铬元素是葡萄糖耐量低下者很好的食疗品；镁元素有扩张血管、抗凝、抗动脉硬化作用；锰元素能维持胰岛正常功能；锌元素有抗氧化作用；植酸可使人工合成的激素丧失作用，有一定的防癌作用。

【食用建议】

购买时以选用可溶性纤维含量高的野生燕麦为好。

食用燕麦可从少量慢慢添加，使身体适应。每日食用50克（一小碗）燕麦粥或燕麦粉饼，连续食用1~2个月，可使总血胆固醇水平降低3%，使"坏"胆固醇——低密度脂蛋白胆固醇降低14%。如果想较快降低胆固醇，则可先每日吃75克，食用一段时间后再减到50克。当然，由于燕麦降脂存在个体反应性不同，并非所有食用者都有效。

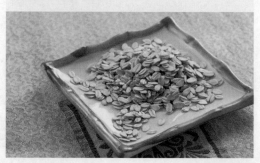

燕麦粥

原料

白燕麦 50 克。

制作方法

取白燕麦加水适量，煮粥。

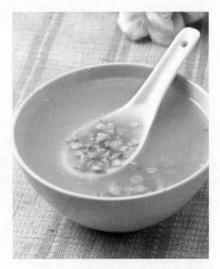

【食疗功效】

每日 1 次。可补益脾胃、调脂减肥、润肠通便，适用于伴有糖尿病的血脂异常者。

小贴士

燕麦片一般分两种：免煮的和需要煮的。一般建议选择需要煮后才能食用的产品，因为燕麦中一种被称为 β- 葡聚糖的水溶性膳食纤维，在煮的过程中会充分溶解，煮后食用的效果更佳。

燕麦黄豆汤

原料

干黄豆 50 克，燕麦 50 克，糖适量。

制作方法

1. 将干黄豆用清水浸泡一夜。
2. 次日将泡好的黄豆置入锅中，加入适量清水，先用大火煮至沸腾，再改用小火继续熬煮。
3. 直至黄豆烂熟，加入燕麦再煮 5 分钟，待粥汁浓稠后调入糖即可。

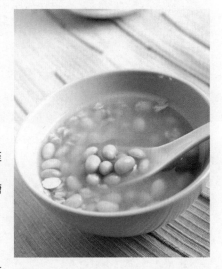

【食疗功效】

空腹食用，对高血脂患者有降血压、健脾胃的作用，对脱发症状也有很好的改善作用，尤其适宜高血脂、慢性胃炎患者。

小贴士

燕麦是一种兼顾营养又不至于发胖的健康食品。对于心脑血管疾病患者、肝肾功能不全者、肥胖者、中年人，还有想要减肥的女性更是保健佳品。

【荞麦——降低血脂和胆固醇浓度】

【食物简介】

荞麦又叫三角麦、乌麦、花荞等。它具有很高的营养价值,被誉为"21世纪最重要的食物资源"。它味道清香,有清理肠道沉积物的作用,因此民间也称它为"净肠草",平时在食用细粮的同时,经常食用一些荞麦对身体很有好处。荞麦粉与其他面粉一样,可制成面条、面包、糕点、荞酥、凉粉等风味食品。荞麦还可酿酒,其酒色清澈,久饮对强身健体很有帮助。荞叶中的营养也十分丰富,干叶可制成荞麦茶叶,荞麦苗可作蔬菜。荞麦中的淀粉与大米淀粉很像,但颗粒较大,与一般谷类淀粉比较,食用后更容易消化吸收。

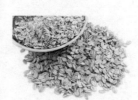

【热量天平】

每 100 克所含分量	
脂肪	2.3 克
蛋白质	9.3 克
碳水化合物	66.5 克
膳食纤维	6.5 克
维生素 E	4.4 毫克
总热量	1345.32 千焦(324 千卡)

【降脂功效】

荞麦中含有大量黄酮类化合物,如芦丁(维生素 P)等,能降低血脂浓度,扩张冠状动脉,增强冠状动脉血流量。此外,它所含有的维生素也能降低血液的胆固醇水平。

【适用分量】 每日 60 克。

【饮食安全】

脾胃虚寒、消化功能不佳、经常腹泻者不宜食用。

正常人一次也不宜吃得太多,否则易造成消化不良。

【对并发症的益处】

荞麦中蛋白质的含量与大米相当,但人体必需的赖氨酸含量较高,所含的脂肪主要是对人体有益的油酸和亚油酸,能增强血管壁的弹性、韧度和致密性,降低血压。流行病学调查表明,在以荞麦为主食的地区,高血压的发病率较低。它还含有较多的矿物质,尤其是磷、铁、镁等,具有保护血管和抗血栓形成的作用,常食荞麦有助于预防和治疗冠心病、脑卒中等心脑血管疾病。荞麦粉作保健食品能防治糖尿病、牙周炎、牙龈出血和胃病等。糖尿病患者食用荞麦(特别是苦荞)后,血糖、尿糖都会有不同程度的下降,很多轻度患者单纯食用苦荞麦就能控制病情。近年来,它还被公认为是预防癌症的保健食品。

【食用建议】

应注意挑选大小均匀、质实饱满、有光泽的荞麦粒,这样的品质才佳。

【病友疑问】

Q:高脂血症容易与哪些疾病混淆?

A:据临床研究证实,高脂血症容易与饮食性糖尿病、甲状腺功能减退、肾病、胆道阻塞、胆汁性肝硬化等继发性高脂蛋白血症相混淆,因此在有疑似症状时,应去医院做身体检查以确诊,而不要盲目用药治疗。

绿豆荞麦粥

原料

荞麦仁 175 克，绿豆 50 克。

制作方法

1. 将荞麦仁淘洗干净，用冷水泡透。绿豆择去杂质，洗净，用温水浸泡至涨起。

2. 锅内放入清水，下入绿豆煮沸略煮，下入荞麦仁搅匀，煮沸，煮至熟。

【食疗功效】

荞麦仁含蛋白质、脂肪、碳水化合物、钙、磷、铁及维生素 B_1、维生素 B_2 等，并含有其他粮食中少有的烟酸和维生素 P，有降低血脂的作用，还可保护血管，是治疗心血管病的好食物。绿豆的营养十分丰富，富含钙、磷、铁、维生素 B_1、维生素 B_2 等营养素，有降低血脂和胆固醇浓度的作用。

小贴士

荞麦不宜与黄鱼同食。

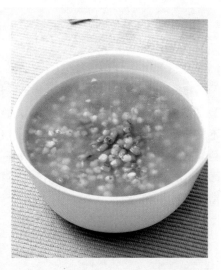

牛肉荞麦面条

原料

荞麦挂面 150 克，熟牛肉、黄瓜、苹果、水发木耳各 50 克，姜丝 10 克，盐 2 克，糖 25 克，醋 15 毫升，牛肉汤 450 毫升。

制作方法

1. 将熟牛肉切丝，黄瓜洗净并去皮切丝，去核的苹果、去根洗净的木耳分别切成丝。牛肉汤放入锅内煮沸，出锅倒入容器内，静置冷却后，撇去浮油，入冰箱冷藏约 2 小时，备用。

2. 锅内放入清水煮沸，下入荞麦挂面煮沸，煮至熟透捞出，放入冷水中投凉捞出，沥去水。

3. 将荞麦面条放入碗内，再将牛肉丝、黄瓜丝、苹果丝、木耳丝、姜丝呈放射状摆在面条上，加入盐、糖、醋，浇入备用的牛肉汤即成。

【食疗功效】

可促进胃肠蠕动，增加排便数量，减少胆固醇的肠道吸收，调节脂类代谢，降低血中胆固醇的含量。

小贴士

荞麦果实脱去外壳后得到的含种皮或不含种皮的子粒，称荞麦米，甜荞子粒叫甜荞米，苦荞子粒叫苦荞米。荞麦果实或荞麦米均可碾磨成荞麦粉来制作食品。

【薏米——防治高血脂】

【食物简介】

薏米又名薏仁、六谷米、薏苡、米仁、水玉米、菩提子、胶念珠等，是我国古老的食药皆佳的粮种之一。人们对薏米早有很深的了解，不仅在饭食中使用它，并把它视为名贵中药，在药膳中广泛应用，列为宫廷膳食之一。它的营养价值较高，所含的蛋白质远比米、面高，而且它还具有容易被消化吸收的特点，对减轻胃肠负担、增强体质很有好处。

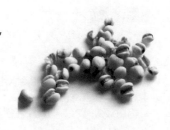

【热量天平】

每 100 克所含分量	
脂肪	3.3 克
蛋白质	12.8 克
碳水化合物	69.1 克
膳食纤维	2 克
维生素 C	8 毫克
维生素 E	2.08 毫克
总热量	1492.26 千焦（357 千卡）

【降脂功效】

薏米的膳食纤维含量居五谷之首，而且是水溶性的，可以降低血中胆固醇和甘油三酯的含量，吸附胆盐，而胆盐有消化脂肪的功能，因此可以使肠道对脂肪的吸收率降低，从而对高血脂有防治作用。

【适用分量】每日 50~100 克。

【饮食安全】

便秘、尿多者及孕早期的女性忌食，消化功能较弱的小孩和老弱病者更应禁忌。

【对并发症的益处】

薏米所含的薏苡仁酯，不仅具有滋补作用，还是一种抗癌药，能抑制癌细胞增殖，可用于治疗胃癌及子宫颈癌。薏米的根中所含的薏米醇，除了具有薏苡仁酯的作用外，还有降压、利尿、解热和驱蛔虫的效果，适用于高血压、尿道结石、尿道感染、蛔虫病等症。

【食用建议】

一般人都可以食用，尤其适合体弱、消化功能不良者。

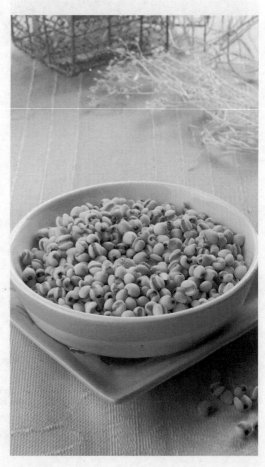

薏米川芎鸭子汤

原料

川芎 10 克，薏仁 20 克，鸭子 600 克，料酒 10 毫升，姜片 5 克，盐、鸡精适量。

制作方法

1. 将川芎、薏仁洗净；鸭子宰杀后去内脏，洗净，斩块。
2. 锅内烧水，水开后放入鸭肉滚去血污，捞出洗净。
3. 将鸭肉、药材及姜片一起放入炖盅，加入适量开水、料酒，大火炖开后改用小火炖 1 小时，调味即可。

【食疗功效】

川芎行气开郁、除脂减肥。薏仁健脾渗湿并减肥。鸭肉滋阴、清肺、解热。此汤可降脂瘦身、清热活血。但阴虚火旺者慎食。

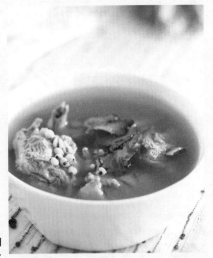

小贴士

薏米用当粮食吃，煮粥、做汤均可。夏秋季和冬瓜煮汤，既可佐餐食用，又能清暑利湿。

薏米排毒消脂汤

原料

火麻仁 10 克，薏仁 30 克，冬瓜 150 克，猪瘦肉 200 克，姜 5 克，盐、鸡精各适量。

制作方法

1. 将火麻仁、薏仁洗净；冬瓜洗净，切块；瘦肉洗净，切块。
2. 锅内烧水，水开后放入瘦肉氽水，捞出洗净。
3. 将火麻仁、薏仁、瘦肉、冬瓜、姜一起放入煲内，加入适量清水，大火煲滚后改用小火煲 1 小时，调味即可。

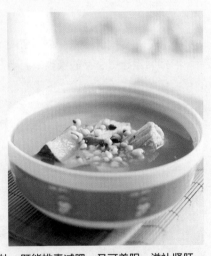

【食疗功效】

火麻仁可将体内多余的脂肪、胆固醇等有害物质排出体外，既能排毒减肥，又可养阴、滋补肾肝。薏仁有利尿、利水的作用，且含有丰富的膳食纤维，可帮助减轻体重。冬瓜清热利尿并减肥。此汤便溏者慎食。

小贴士

薏仁较难煮熟，在煮之前需以温水浸泡 2~3 小时，让它充分吸收水分，在吸收了水分后再与其他米类一起煮就很容易煮熟。

【红薯——预防心血管系统的脂质沉积】

【食物简介】

红薯俗称山芋、番薯、地瓜等,原产于南美洲,我国很早就有栽培。它以块根供食,光滑、鲜脆,有圆、长、锤等形状,皮色有淡红、浅黄、白,优良品种有白皮红心、红皮红心、南京红皮、青岛紫皮、浙江紫红等。它富含蛋白质、淀粉、果胶、膳食纤维、维生素及多种矿物质,享有"长寿食品"的美誉。

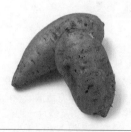

【热量天平】

每 100 克所含分量	
脂肪	0.5 克
蛋白质	0.9 克
碳水化合物	27.7 克
膳食纤维	1.1 克
维生素 C	30 毫克
维生素 E	1.6 毫克
总热量	497.42 千焦(119 千卡)

【降脂功效】

红薯中含有大量膳食纤维,与胆汁结合,能抑制胆汁在小肠的吸收,而胆汁有消化胆固醇的作用,所以,适量吃红薯可有效降低血液胆固醇水平。

【适用分量】 每次 1 个(约 150 克)。

【饮食安全】

不能过多食用红薯,否则可使进食的总热量增加,碳水化合物转化为脂肪,反而不利于降低血脂浓度。

红薯易在胃中产生酸,胃溃疡及胃酸过多的患者不宜食用。

不宜食用凉的红薯,否则易导致胃部不适。烂红薯(带有黑斑)和发芽的红薯可使人中毒,不可食用。

【对并发症的益处】

适量食用红薯能预防心血管系统的脂质沉积,预防动脉粥样硬化;使皮下脂肪减少,避免出现过度肥胖;降低血压;延缓衰老;缓解疲劳,使人精力充沛;预防骨质疏松症的发生;增强人体抗病能力。

【食用建议】

尤其适宜夜盲症、中老年夜尿频多、习惯性便秘患者,常食有利于预防动脉硬化、高血压、过度肥胖等。平时吃肉颇多、时常大便秘结者,吃些红薯煮菜,可使大便畅通。

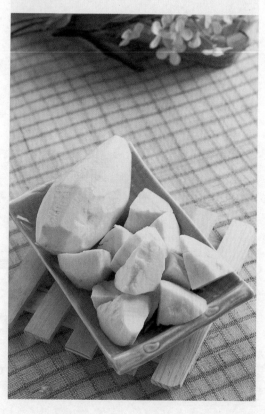

红薯汤

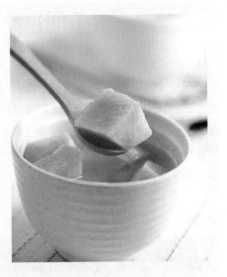

原料

红薯 300 克。

制作方法

1. 红薯去皮，切块。
2. 将红薯块加适量清水煮熟即可。

【食疗功效】

红薯味甘性平，能补脾益气、宽肠通便、生津止渴（生用）。

小贴士

红薯的生、熟性能有别，吃时要注意。诸薯中，白心者味稍淡，但质脆多汁，生食较好；黄或红心者味较甜，但质紧实，汁略少，以熟食为好。

红薯粥

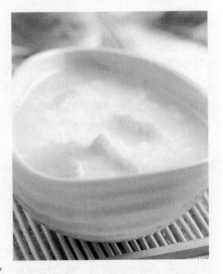

原料

大米、糯米各 50 克，细长红薯 200 克。

制作方法

1. 将大米、糯米混合，洗净，加入少量水浸泡；红薯洗干净，去皮，切成小块。
2. 锅中加入约 10 倍于食材量的水，用大火煮沸后将米倒入。
3. 米煮沸后放入红薯，用小火煮 20 分钟即可。

【食疗功效】

红薯含有膳食纤维、胡萝卜素、维生素 A、B 族维生素、维生素 C、维生素 E 及钾、铁、铜、硒、钙等，营养价值很高，是世界卫生组织评选出来的"十大最佳蔬菜"的冠军。

小贴士

黄或红心的红薯一定要蒸熟煮透再吃，因为红薯中的淀粉颗粒不经高温破坏，难以消化。

【绿豆——降血脂，保护心脏，防治冠心病】

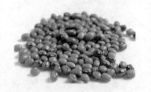

【食物简介】

绿豆又叫青小豆、青豆子、交豆等，是我国人民的传统豆类食物，原产于我国、印度、缅甸，有 2000 多年的栽培史，现在主要产于我国四川、河南、河北、山东、安徽等省，一般秋季成熟上市。它不仅有很好的食用价值，还具有非常好的药用价值，有"济世之良谷"的美称，是传统的夏季消暑食物。

【热量天平】

每 100 克所含分量	
脂肪	1 克
蛋白质	20.6 克
碳水化合物	58.6 克
膳食纤维	5.2 克
维生素 C	1 毫克
维生素 E	10.95 毫克
总热量	1362.68 千焦（326 千卡）

【降脂功效】

绿豆中的多糖成分能增强血清脂蛋白酶的活性，有效降低血清胆固醇、甘油三酯、低密度脂蛋白浓度，保护心脏，预防动脉粥样硬化，减少心脑血管病变。

【适用分量】每次 40 克。

【饮食安全】

忌用铁锅烹煮。

因为绿豆性寒，所以脾胃虚弱者不宜多吃；服药特别是服温补药时不要吃绿豆食品，以免降低药效。

绿豆不宜煮得过烂，以免使其中的有机酸和维生素遭到破坏，降低清热解毒功效，但未煮烂的绿豆腥味强烈，吃后易使人恶心、呕吐，因此烹制时应注意火候。

【对并发症的益处】

绿豆是高钾低钠食品，K 因子（钾／钠比值）高达 200 以上，能降低血压和维持血压的稳定，可防治高血压。绿豆淀粉中含有相当数量的低聚糖（戊聚糖、半乳聚糖等），这些低聚糖由于人体胃肠道没有相应的水解酶系统而很难被消化吸收，因此绿豆提供的热量比其他谷物低，对糖尿病患者有辅助治疗的作用。绿豆可改善肠道菌群，减少有害物质吸收，甚至可预防某些癌症，如大肠癌等。

【食用建议】

尤其适宜中毒者、眼病患者、高血压患者、高血脂患者、水肿患者食用。

绿豆种皮的颜色主要有青绿、黄绿、墨绿三大类，种皮分有光泽（明绿）和无光泽（暗绿）两种。其中，以色浓绿而富有光泽、粒大、整齐、形圆；煮之易酥烂者品质最好。

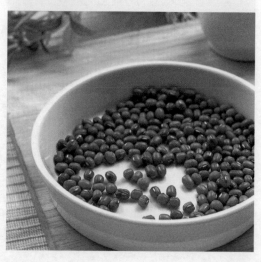

香甜绿豆沙

原料

　　绿豆 60 克，糖适量。

制作方法

1. 将绿豆洗净，先用清水泡软，然后倒入锅内煮烂。
2. 将煮烂的绿豆用果汁机打碎，再倒入锅内煮开。
3. 等绿豆呈糜状，再加入适量糖调味，煮片刻即可。

【食疗功效】

　　清热解毒，降压，消脂，降糖。

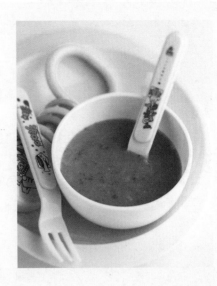

小贴士

　　绿豆不能与鲤鱼、狗肉、榧子壳等同食。

车前子绿豆汤

原料

　　绿豆 30 克，车前子（干品）15 克，蜂蜜 5 毫升。

制作方法

1. 绿豆洗净；车前子洗净，装入干净的纱布袋内，扎紧。
2. 将绿豆、纱布袋放入锅内，加入适量清水，煮 40 分钟后去纱布袋，再煮约 20 分钟至绿豆熟烂。
3. 趁热加入蜂蜜，调匀即可。

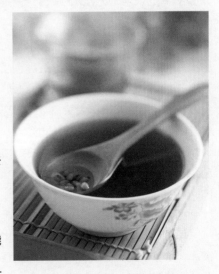

【食疗功效】

　　车前子利尿通淋，轻身减肥；绿豆清热解毒。此汤能降脂减肥，并有抗结核菌和痢疾杆菌等作用，对肾亏火旺、小便不利、尿短急痛，对伴有高血压的肾结核患者也有一定疗效。炎夏季节宜常食。

小贴士

　　将挑好的绿豆洗净晾干，在铁锅中干炒 10 分钟左右，然后再煮，绿豆很快就可煮烂。

【黄豆——有效降血脂，可减肥和预防动脉硬化】

【食物简介】

黄豆与青豆、黑豆统称为大豆，既可供食用，又可以炸油。它的营养价值很高，所含的蛋白质比鸡蛋多2倍，比牛奶多1倍，故被称为"豆中之王"、"田中之肉"、"绿色的牛乳"等，是天然食物中最受营养学家推崇的食物。

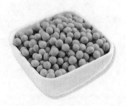

【热量天平】

每100克所含分量	
脂肪	19克
蛋白质	35.6克
碳水化合物	19.5克
膳食纤维	11.9克
维生素E	18.9毫克
总热量	1634.38千焦（391千卡）

【降脂功效】

黄豆及其制品中含有丰富的不饱和脂肪酸、维生素E和磷脂等，这三类物质都可降低血中的胆固醇含量，减轻动脉硬化。黄豆及其制品中还含有大豆皂苷（即豆浆煮沸时液面浮起的那层泡沫状物质），这种物质能有效地降低血脂水平，具有减肥和预防动脉硬化的作用。

【适用分量】每日40克。

【饮食安全】

患有严重肝病、肾病、痛风、消化性溃疡、动脉硬化、低碘者不宜食用黄豆。此外，黄豆在消化吸收过程中会产生过多的气体，造成腹胀，因此消化功能不强、有慢性消化道疾病者也应尽量少吃。

黄豆不宜生食，夹生黄豆也不宜吃。

【对并发症的益处】

黄豆中的皂苷、蛋白酶抑制剂、异黄酮、钼、硒等抗癌成分，对前列腺癌、皮肤癌、肠癌、食道癌等几乎所有的癌症都有抑制作用。黄豆还富含钙质，对更年期骨质疏松也有疗效。它所含的皂苷类物质能降低脂肪吸收功能，促进脂肪代谢，可轻身减肥，预防因肥胖而引起的脂肪肝。医学研究证实，每日服用煮熟的黄豆或豆浆，可使糖尿病患者的血糖、尿糖降低，并可减少胰岛素或口服降糖药的用量。

【食用建议】

一般人都可以食用黄豆，它不仅是更年期女性、糖尿病和心血管疾病患者的理想食物，而且也很适合脑力工作者和减肥者食用。

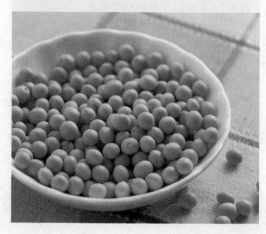

红枣枸杞子豆浆

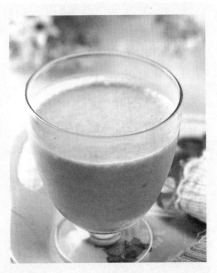

原料

黄豆 60 克, 红枣 15 克, 枸杞子 10 克。

制作方法

1. 将黄豆浸泡 6 ~ 10 小时后洗净, 红枣去核洗净, 枸杞子洗净。
2. 将处理好的材料一起放入豆浆机的网罩内, 加入适量清水, 启动机器。
3. 十几分钟后豆浆自动煮熟, 即可饮用。

【食疗功效】

此豆浆可益精明目、补虚益气、安神补肾、改善心肌营养。

小贴士

有研究已明确显示, 男性食用的黄豆越多, 精子的质量也会相应降低, 特别是那些在生育方面已经有问题的男性, 最好不要吃太多的黄豆。

黄豆海带肉片汤

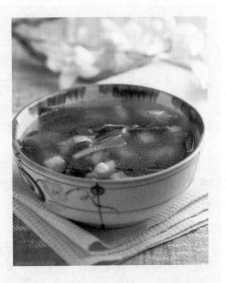

原料

水发海带 100 克, 瘦肉 100 克, 枸杞子 5 克, 泡黄豆 50 克, 姜 10 克, 盐 4 克, 料酒 3 毫升, 清汤适量。

制作方法

1. 海带、枸杞子、泡黄豆洗净, 瘦肉切成厚片; 姜去皮切片。
2. 锅内烧水, 待水开后投入海带, 用中火煮去其异味, 捞出。
3. 取炖盅, 加入海带、瘦肉、枸杞子、泡黄豆、姜, 调入盐、料酒, 注入适量清汤, 炖 1.5 小时即可。

【食疗功效】

有清热、降压、散结、软坚作用, 适用于高血压、高血脂、单纯性甲状腺肿、慢性颈淋巴腺炎等症。

小贴士

黄豆不能与菠菜同吃, 因为食物中的维生素 C 会对铜的释放产生抑制作用。

【赤豆——有效降低血清胆固醇水平，可消脂减肥】

【食物简介】

赤豆又名红豆、朱赤豆等，为蝶形花科红豆树的种仁。它既可做粥、饭，也可炖汤或煮食，作茶饮也很合适。

【热量天平】

每 100 克所含分量	
脂肪	1.3 克
蛋白质	21.47 克
碳水化合物	55.7 克
膳食纤维	7.7 克
维生素 E	1.5 毫克
总热量	1325.06 千焦（317 千卡）

【降脂功效】

赤豆属于高蛋白、低脂肪食物，含有的亚油酸、皂苷、豆固醇等成分，可有效降低血清胆固醇水平。它含的膳食纤维可阻止人体对糖分的吸收，从而减轻在体内积聚的脂肪的含量，起到消脂减肥的作用。

【适用分量】每次 50 克。

【饮食安全】

由于赤豆有利尿功效，因此尿多者要避免食用；正常人也不宜久食或一次过量食用。

【对并发症的益处】

赤豆含有较多的皂角苷，可刺激肠道，因此它有良好的利尿作用，能解酒、解毒，对心脏病和肾病、水肿有益。

【食用建议】

赤豆的热量较高，属性上比较偏于火，如果不希望吃得太燥，不妨在煮赤豆汤时，加入薏米同煮，可以调和它们的属性。

【病友疑问】

Q：一般准备要进行血脂化验检查时，医生都会告诉我，说抽血当天不要吃早餐，必须空腹 12 小时以上才有效。这是为什么呢？

A：因为餐后几小时内，人体内的血清脂质和脂蛋白的成分和含量发生了某些变化。如果进食脂类食物，血液中会出现乳糜微粒，同时甘油三酯含量也可显著增高。这是一种正常的生理现象。此时抽取的血液相当混浊，测定血清甘油三酯浓度可为空腹时的数倍乃至数十倍，此种现象可持续 6~8 小时。除乳糜微粒和甘油三酯含量增高外，其他脂质和脂蛋白成分也有变化，一直到 12 小时以后才慢慢地恢复到原来空腹时的基础水平。这样的检查，得出的结果并不准确。而进食含碳水化合物较多的食物，如米饭、馒头、糕点等，也能引起脂质和脂蛋白含量的变化，只是变化的程度不像脂肪那么明显。所以抽血检查前一定要保持空腹 12 小时以上。

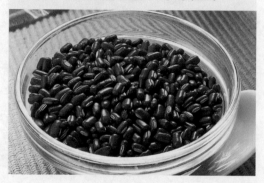

莲子百合赤豆沙

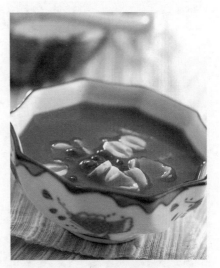

原 料

赤豆 50 克，莲子 30 克，百合 10 克，陈皮、冰糖适量。

制作方法

1. 赤豆、莲子、百合洗干净，用清水泡浸 2 小时。
2. 锅内加水煮沸，把赤豆、陈皮、莲子、百合放入锅中煮。
3. 煮开后用中火煲 2 小时，最后再用大火煲至赤豆起沙（但还有适量水），加糖调味即可。

【食疗功效】

赤豆有清心养神、健脾益肾功效，加入莲子、百合更有固精益气、止血、强健筋骨等作用，能治肺燥、干咳，提升内脏活力，增强体力。

小贴士

赤豆不必浸太久，最多是 1~2 个小时，没时间的可以不浸，也不要用热水浸。

赤豆冬瓜汤

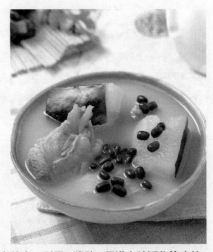

原 料

冬瓜 500 克，赤豆 200 克，脊骨 500 克，瘦肉 200 克，姜 10 克，盐 10 克，鸡精 5 克。

制作方法

1. 将冬瓜切件，脊骨、瘦肉斩件，姜去皮。
2. 用沸水煲净脊骨、瘦肉表面的血水，洗净备用。
3. 在沙煲内放入脊骨、瘦肉、冬瓜、赤豆、姜，加入清水，煲 2 小时，调入盐、鸡精即可食用。

【食疗功效】

赤豆富含维生素 B_1、维生素 B_2、蛋白质及多种矿物质，有补血、利尿、消肿、促进心脏活化等功效。多吃可预防及治疗脚肿，有减肥之效。其石碱成分可增加肠胃蠕动，减少便秘促进排尿，消除心脏或肾病所引起的水肿。冬瓜本身也是很好的利尿食物。

小贴士

晚餐时食用，配合清淡饮食。

【黑豆——降低血脂，软化血管】

【食物简介】

黑豆又名乌豆、黑大豆、冬豆等，是豆科植物大豆的黑色种子，性平味甘，无毒，入脾、胃二经。它营养丰富，富含蛋白质、脂肪、碳水化合物及钙等微量元素，是植物中营养最丰富的保健佳品，一直被人们视为药食两用的佳品。

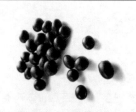

【热量天平】

每 100 克所含分量	
脂肪	15.9 克
蛋白质	36 克
碳水化合物	33.6 克
膳食纤维	10.2 克
维生素 C	10 毫克
维生素 E	17.36 毫克
总热量	1592.58千焦（381 千卡）

【降脂功效】

黑豆中含有丰富的镁元素，可有效清除血清中的胆固醇；所含的大量不饱和脂肪酸也可降低胆固醇水平；所含的植物固醇不仅不易被人体吸收，而且能抑制人体对胆固醇的吸收，降低胆固醇在血液中的含量，对心血管有很好的保护作用。

【适用分量】每日 60 克。

【饮食安全】

一次不宜吃得过多，否则容易胀气。

黑豆不适宜生吃，尤其是肠胃不好者食用后会出现胀气现象；但是过度加热之后，其部分营养成分又会被高温分解掉，所以烹制时应注意火候。

黑豆有解毒的作用，同时可降低中药功效，因此正在服中药者忌食黑豆。

【对并发症的益处】

黑豆中含有大量大豆蛋白、亚油酸、卵磷脂、亚麻酸及丰富的钙等营养物质，能降低脂肪和胆固醇，软化血管，降低血压，促进血液流通，预防心血管疾病。它含有铬元素，可调整血糖代谢，糖尿病患者适当食用黑豆对控制血糖有好处。肾虚者食用黑豆可以祛风除热、调中下气、解毒利尿，可以有效地缓解尿频、腰酸、女性白带异常及下腹部阴冷等症状。

【食用建议】

除了作主食外，可供药用的还有用黑豆加工的大豆卷、豆豉、黑豆衣等。

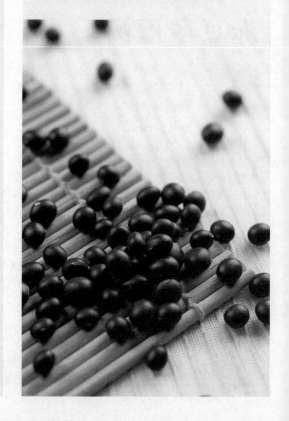

红枣黑豆炖鲤鱼

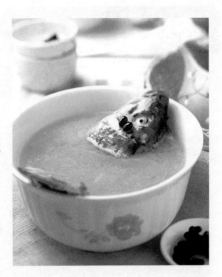

原料

鲤鱼 400 克，红枣 15 克，黑豆 30 克，姜、葱各 10 克，食用油 18 毫升，盐 5 克，鸡精、料酒各适量。

制作方法

1. 将鲤鱼处理干净，红枣、黑豆分别用温水泡透，姜切成丝，葱捆成把。
2. 将鲤鱼用小火煮片刻，倒出待用。
3. 取炖盅一个，加入鲤鱼、红枣、黑豆、姜丝、葱把，调入盐、鸡精、料酒，注入适量清水，加盖，炖约 1.5 小时即可食用。

【食疗功效】

鲤鱼有补中益气、利水通乳的功效，黑豆治脚气水肿，红枣也有治疗全身水肿的作用。此菜对妊娠手足发肿或患有寒冷症、手足冰冷者有效，可预防孕妇发生水肿。

小贴士

黑豆对年轻女性来说，还有美容养颜的功效。

黑豆鱼尾汤

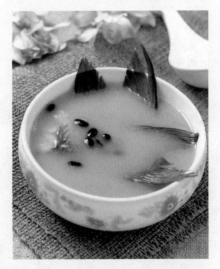

原料

黑豆 50 克，鱼尾 500 克，脊骨 500 克，姜 20 克，盐 6 克。

制作方法

1. 脊骨斩件，鱼尾洗净，姜去皮。
2. 沙煲内烧水，待水沸时煲净脊骨、鱼尾的血水。
3. 将脊骨、黑豆、鱼尾、姜放入砂煲内，加入清水，煲 2 小时后调入盐即可食用。

【食疗功效】

黑豆中微量元素如锌、铜、镁、钼、硒、氟等的含量都很高，这些微量元素对延缓人体衰老、降低血液黏稠度等非常重要。

小贴士

黑豆炒熟后，热性大，多食易上火，故不宜多食。

第八节 23 种可降脂的饮品

荷叶茶

原料

干荷叶 10 克,山楂、陈皮各 5 克,冰糖适量。

制作方法

1. 将干荷叶弄碎,放入杯中。
2. 将山楂与陈皮一起加入杯中,放入冰糖,再用开水冲泡,稍凉即可。

【食疗功效】

此品清热利湿、消积除胀、减肥健胃。

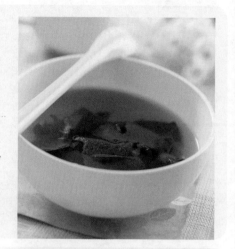

蜂蜜绿茶

原料

绿茶 10 克,蜂蜜 30 毫升。

制作方法

1. 将绿茶放入杯中,加入蜂蜜,搅拌均匀。
2. 用开水冲泡,待温时即可饮用。

【食疗功效】

此品性质温和、降火气,对治疗急性咽炎、扁桃体炎效果理想,长期饮用也有助于促进新陈代谢,起到减肥消脂的作用。

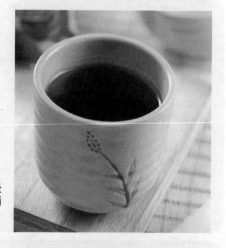

苹果绿茶

原料

苹果 1 个,绿茶粉 6 克。

制作方法

1. 将苹果洗净去核,放入榨汁机中榨汁。
2. 在苹果汁中加入绿茶粉后即可饮用,最好连苹果渣一起喝。

【食疗功效】

在饭前 15 ~ 20 分钟饮用,早晚各 1 次。绿茶粉具有减肥消脂绝佳功效,与优酪乳配合使用的效果非常惊人。

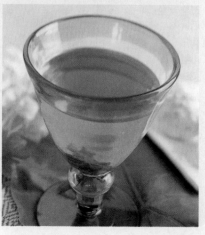

山楂窈窕绿茶

原料

> 绿茶粉 6 克，山楂 10 克。

制作方法

将绿茶粉和山楂一起放进锅里，加 3 碗水煮沸后再煮 6 分钟。

【食疗功效】

三餐后饮服，加开水冲泡即可续饮。本品可以消除赘肉、油脂，对淤血的散化也很有效。

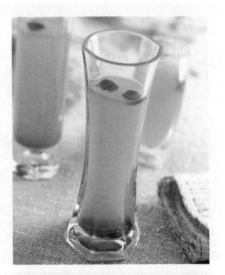

菊花香

原料

> 干菊花 5 克，开水 200 毫升。

制作方法

将干菊花放在杯中，用开水直接冲泡。也可根据个人喜好加入适量冰糖。

【食疗功效】

此茶能清暑、退热解毒、消脂肪、降血压，是清火、减肥最方便的饮品。

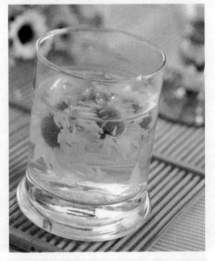

飞燕茶

原料

> 决明子 20 克，陈皮 10 克，山楂 10 克，甘草 3 克。

制作方法

1. 锅中倒入 500 毫升水，放入决明子、陈皮和山楂煮沸。
2. 杯中放入甘草，再将药茶冲入，稍浸泡后即可饮用。

【食疗功效】

可当做日常茶饮，减肥消脂的效果非常显著，坚持一两个月就能让你有身轻如燕的感觉。

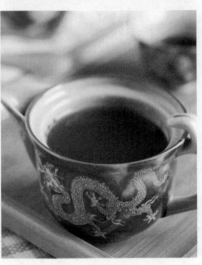

清络饮

原料

干荷叶 50 克，铁观音 5 克，丝瓜皮 6 克，西瓜皮 5 克。

制作方法

1. 用纱布将干荷叶、丝瓜皮、西瓜皮、铁观音包好，放清水中浸泡清洗后备用。
2. 在沙锅中放水 5 杯，放入纱布包，以水煮熬至水沸，代茶饮之。

【食疗功效】

此茶有明显分解脂肪的作用，常饮能帮助消化，利尿、减肥效果很好。

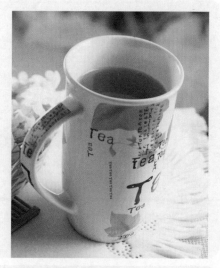

藕汁红茶

原料

鲜藕 1 节，红茶 5 克，糖适量。

制作方法

1. 将藕洗净捣烂，加水煮沸 5 分钟后去藕渣取汁。
2. 用开水冲泡红茶，将藕汁水倒入泡好的红茶水中，加入糖即可。

【食疗功效】

茶水甜爽宜人，可清热祛暑、散淤凉血、利尿、消除脂肪。

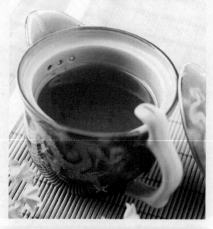

青苹果绿茶

原料

绿茶 100 毫升，青苹果半个，方糖 1 块。

制作方法

1. 将青苹果切成叶片状。
2. 将切片的青苹果放入浅锅中与绿茶一同冲煮。
3. 将方糖加入杯中。
4. 将冲煮好的苹果绿茶注入放有方糖的杯中。

【食疗功效】

苹果茶不仅能消脂，而且对医治头痛有神奇疗效。

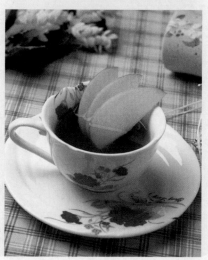

百合花茶

原料

干百合 10 克，菊花 3 朵，金银花 2 克，薄荷 2 克，冰糖适量。

制作方法

1. 将干百合、菊花、金银花、薄荷一起放入杯中。
2. 将清水煮沸，注入杯中，5 分钟后调入冰糖即可饮用。

【食疗功效】

每日 1 剂，适用于内热、咽喉肿痛等症，可清肝明目、利咽消肿、利尿消脂等。

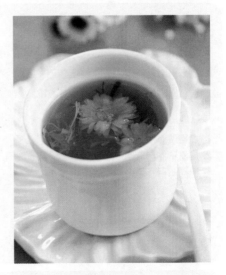

菠萝醋茶

原料

菠萝 1 个，陈醋 2000 毫升，清水、冰块各适量。

制作方法

1. 菠萝去皮，切成小块，放入玻璃瓶中，加入陈醋，密封放置约 3 个月。
2. 用 8 倍清水冲成醋茶，加冰块即可饮用。

【食疗功效】

菠萝的酸味来自所含的柠檬酸，能有效分解脂肪。常吃菠萝可以促进循环，并有消水肿、强健肌体的效果。

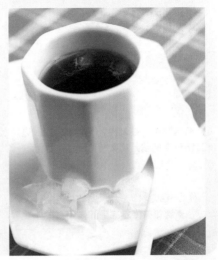

蒲公英酸甜茶

原料

蒲公英 10 克，甜菊叶 5 克，山楂 3 片，热水适量。

制作方法

1. 将蒲公英、甜菊叶、山楂放进杯中。
2. 加热水，盖泡 5 分钟。
3. 沥去茶渣即可饮用。

【食疗功效】

蒲公英性寒味甘、苦，含蒲公英苦素等成分，能清热解毒、利尿、消肿散结，并能降低胆固醇和轻身减肥。

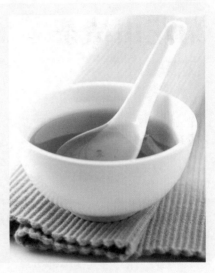

决明海带茶

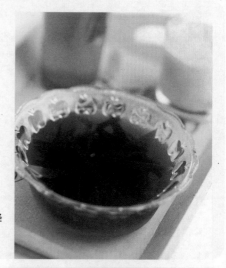

原料

决明子 15 克，海带 10 克，蜂蜜适量，水 1000 毫升。

制作方法

1. 海带洗净，泡发后切丝。
2. 将海带丝与决明子一起放进小锅里，熬煮 30 分钟。
3. 稍凉后调入蜂蜜即可，海带可吃。

【食疗功效】

决明子性微寒、味甘苦，能清肝明目、润肠通便、降脂瘦身。

素馨花茶

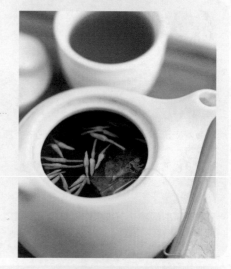

原料

素馨花 5 克，红茶包 1 个，蜂蜜适量。

制作方法

1. 将素馨花与茶包放入茶壶中，加入热开水盖泡 3 分钟。
2. 待稍凉后调入蜂蜜即可饮用。

【食疗功效】

素馨花有降脂减肥的作用。

菊花山楂茶

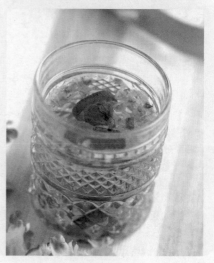

原料

菊花、山楂、金银花各 10 克。

制作方法

将原料用开水冲泡，代茶饮用。

【食疗功效】

此茶能消脂降压、减肥轻身，适宜肥胖症、高血脂和高血压患者。

清肝除热茶

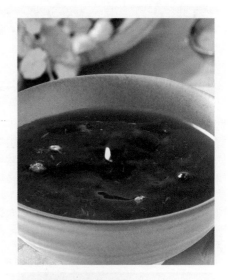

原 料

泽泻 15 克，野菊花 10 克，龙胆草 2 克，蜂蜜适量。

制作方法

1. 把野菊花和泽泻、龙胆草一起放进壶中。
2. 加开水盖泡 15 分钟，除茶渣。
3. 稍凉后加进蜂蜜即可。

【食疗功效】

泽泻对小便不利、水肿胀满、泄泻尿少、痰饮眩晕、热淋涩痛、高脂血症等有较好疗效。

苹果醋茶

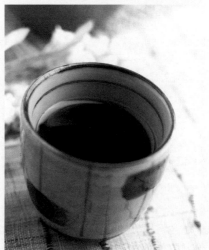

原 料

苹果 1 个，陈醋 1000 毫升、冰糖适量。

制作方法

1. 将所有原料放进有盖的玻璃容器内。
2. 密封后存放约 3 个月。
3. 饮用时以 8 ~ 10 倍凉开水冲调成醋茶。

【食疗功效】

醋可开胃、促进唾液和胃液的分泌，帮助消化吸收，使食欲旺盛，消食化积。

茅根荸荠茶

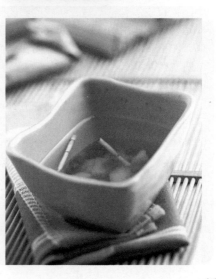

原 料

茅根 20 克，荸荠 8 个，胡萝卜 50 克，水适量。

制作方法

1. 荸荠、胡萝卜去皮切成粒。
2. 将茅根、荸荠、胡萝卜放入锅中。
3. 加水熬煮 20 分钟即可。

【食疗功效】

茅根含大量蔗糖、葡萄糖，含少量果糖、木糖及柠檬酸、苹果酸、草酸等，能逐湿利水、轻身降脂。

121

【牛奶——降低人体对胆固醇的吸收】

【食物简介】

牛奶营养丰富、容易消化吸收，物美价廉，食用方便，是最"接近完美的食品"，被誉为"白色血液"，是最理想的天然食品。牛奶的化学成分很复杂，至少有 100 多种，主要由水、脂肪、磷脂、蛋白质、乳糖、矿物质等组成，其中的蛋白质是全蛋白，包含了人体不能合成的必需氨基酸，具有极高的营养价值，对人体生长发育和代谢调节起着重要作用。大自然中的钙是以化合态存在的，只有被动植物吸收后形成具有生物活性的钙，才能更好地被人体所吸收利用，而牛奶中含有丰富的活性钙，是人类最好的钙源之一。对于中老年人来说，牛奶还有一大好处，与许多动物性蛋白胆固醇较高相比，它所含胆固醇的量较低。

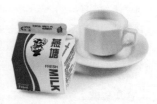

【热量天平】

每 100 克所含分量	
脂肪	2.9 克
蛋白质	3 克
碳水化合物	4.1 克
维生素 C	1 毫克
维生素 E	0.21 毫克
总热量	225.72 千焦（54 千卡）

【降脂功效】

牛奶中含有羟基、甲基戊二酸，能减少体内胆固醇合成酶的活性，减少胆固醇的合成，降低血清中胆固醇的含量。牛奶中还含有较多的钙，对人体内的脂肪降解非常重要，能帮助人体燃烧脂肪，促进机体产生更多能降解脂肪的酶，防止脂肪在体内大量堆积。

【适用分量】

一般人每日饮用 200 毫升左右即可，孕妇每天可饮用 200~400 毫升。

【饮食安全】

缺铁性贫血、腹部手术、溃疡患者忌喝牛奶，肾结石患者不宜在睡前喝牛奶。另外，患有高血压、冠心病而服用复方丹参片者不宜喝牛奶。

不要喝生奶，以防病从口入；不要空腹喝牛奶；不宜添加果汁等酸性饮料，否则不仅难以消化吸收，严重者还可能引起消化不良或腹泻；不宜多饮冷牛奶；不宜长时间高温蒸煮，因为牛奶中的蛋白质受高温作用，会由溶胶状态转变成凝胶状态，导致沉淀物出现，降低其营养价值；不能用牛奶送服药物，否则会大大降低药物在血液中的浓度，影响治疗效果。食用牛奶及其制品，应与服药时间相隔 1.5 小时左右。

【对并发症的益处】

牛奶中含有丰富的钙元素，而且是活性钙，是人类最好的钙源之一，而且牛奶中的乳糖能促进人体肠壁对钙的吸收，吸收率高达 98%，从而调节体内钙的代谢，维持血清钙浓度，增进骨骼的钙化。它还含有维生素 B₂，有助于视力的提高。牛奶中的镁能缓解心脏和神经系统疲劳，锌能促进伤口更快的愈合。牛奶和奶制品干酪中含有一种特殊物质，能有效破坏人体内有致癌危险的自由基，并能迅速和细胞膜结合，使细胞处于防御致癌物质侵入的状态，起到防癌作用。牛奶中所含的钙能在人体肠道内有效破坏致癌物质，使其分解转化成非致癌物质，并排出体外。牛奶中所含的维生素 A、维生素 B₂、维生素 D 等对胃癌和结肠癌都有一定的预防作用。

【食用建议】

一般人都可以食用。老年人及血压、血脂偏高者适宜饮用低脂奶。缺钙者、少儿、老年人及易怒、失眠者适合饮用高钙奶。

牛奶玉米羹

原料

玉米粒250克（或玉米粉100克），牛奶50克，糖适量。

制作方法

1. 将玉米粒煮开，凉水过冷。
2. 将晾凉的玉米粒倒入料理机内粉碎。
3. 用网勺过滤，弃渣；用玉米粉则可省前三个步骤。
4. 把玉米粉放在凉水中加热，一边搅拌一边煮沸。
5. 加入牛奶和糖，拌匀即可。

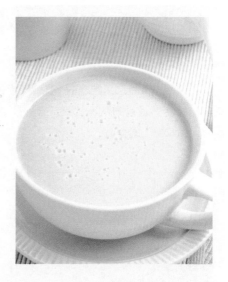

小贴士

有人在煮牛奶时，为了使糖化得快，常常把牛奶和糖一起煮，这是不科学的。因为牛奶中的赖氨酸与果糖在高温下，会生成一种有毒物质——果糖基赖氨酸。这种物质不能被人体消化吸收，会对人体造成危害。如果要喝甜牛奶，最好等牛奶煮开后再放糖。

牛奶红枣粥

原料

红枣50克，大米100克，去皮绿豆50克，牛奶1000毫升。

制作方法

1. 将大米、去皮绿豆、红枣用清水洗净，红枣切成粒。
2. 取瓦煲，加入大米、去皮绿豆，加适量清水煮沸，用小火煲约30分钟。
3. 加入红枣，调入糖，继续煲12分钟，加牛奶稍煮即可。

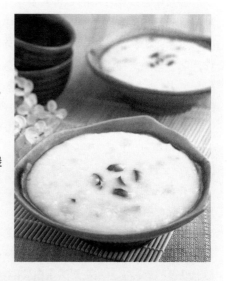

小贴士

牛奶并非越浓越好。所谓过浓牛奶，是指在牛奶中多加奶粉少加水，使牛奶的浓度超出正常的比例标准。也有人惟恐新鲜牛奶太淡，便在其中加奶粉。婴幼儿常吃过浓牛奶，会引起腹泻、便秘、食欲不振，甚至拒食，还会引起急性出血性小肠炎。这是因为婴幼儿脏器娇嫩，受不起过重的负担。

【豆浆——显著降血脂】

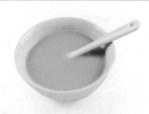

【食物简介】

豆浆是由大豆加工制成的,是我国人民普遍喜爱的一种饮品,也是一种老少皆宜的营养食品。它现在已经逐渐被流传,在欧美享有"植物奶"的美誉。

【热量天平】

每 100 克所含分量	
脂肪	1 克
蛋白质	2.5 克
碳水化合物	0.4 克
膳食纤维	0.1 克
维生素 E	0.8 毫克
总热量	87.78 千焦(21 千卡)

【降脂功效】

豆浆中含人体必需的 8 种氨基酸、多种维生素及多种微量元素,可降低血中胆固醇水平。研究结果显示,豆制品的降脂作用明显与原来血脂水平高低有关,原血脂越高者,豆制品的降脂作用就越显著。

【适用分量】

成年人每日饮一两次即可,每次250~350毫升,儿童 200~250 毫升。

【饮食安全】

豆浆性平偏寒而滑利,平素胃寒、脾虚易腹胀、腹泻者不宜饮用豆浆。

不宜生喝或未煮透喝,否则可能会引起恶心、呕吐或腹泻等症状;不宜加拌红糖。红糖的有机物会和豆浆的蛋白质结合,生成对人体有害的变性沉淀物;不宜加冲鸡蛋喝,蛋清与豆浆里的胰蛋白酶结合,产生不易被人体吸收的物质,不能增加营养;不宜空腹喝。

【对并发症的益处】

现代营养学认为,豆浆中含有丰富的植物蛋白和磷脂、B 族维生素、钙等微量元素,多饮可以预防老年痴呆症的发生;可以增强人的抗病能力,从而达到抗癌和保健作用。中老年女性饮用豆浆能调节内分泌系统,减轻并改善更年期症状,防止衰老。青年女性常喝豆浆,能减少面部青春痘、暗疮的发生,使皮肤白皙润泽。现在,鲜豆浆已被我国营养学家推荐为防治高血压、高血脂、动脉硬化等疾病的理想食品。

【食用建议】

适合各年龄层次人群食用,尤其是女性、老人和婴儿。

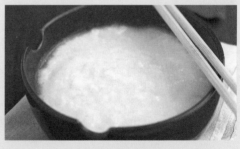

豆浆粥

原料

粳米 100 克,鲜豆浆 250 毫升。

制作方法

1. 将粳米用清水反复洗净,待用。
2. 取瓦煲一个,加入适量清水,置于炉火上,用中火煮沸,下入粳米,煲至粳米开花。
3. 加入鲜豆浆,续用小火煲 10 分钟即可。

〖酸奶——明显降低胆固醇水平〗

【食物简介】

酸奶，一般指酸牛奶，它是以新鲜的牛奶为原料，经过杀菌后再向牛奶中添加有益菌（发酵剂），经发酵后再冷却灌装的一种牛奶制品。它不但保留了牛奶的所有优点，而且某些方面经加工过程还扬长避短，成为更加适合于人类的营养保健品。目前市场上的酸奶制品多以凝固型、搅拌型和添加各种果汁、果酱等辅料的果味型为多。在国外，它又被誉为"长寿食品"。

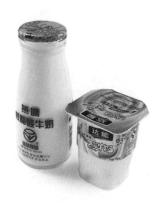

【热量天平】

每 100 克所含分量	
脂肪	4.6 克
蛋白质	3.1 克
碳水化合物	11.7 克
维生素 C	1 毫克
维生素 E	0.12 毫克
总热量	422.18 千焦（101 千卡）

【降脂功效】

酸奶中含有大量乳酸菌，能维护肠道菌群生态平衡，形成生物屏障，抑制有害菌对肠道的入侵，通过产生大量的短链脂肪酸促进肠道蠕动及菌体大量生长改变，加速脂肪和胆固醇的分解代谢，降胆固醇的效果明显。

【适用分量】 每日 150~250 毫升。

【饮食安全】

不要空腹喝酸奶，也不能加热喝，酸奶一经加热，所含的大量活性乳酸菌便会被杀死，丧失了它的营养价值和保健功能，特有的口味也会消失；饭后不宜马上饮用；饮后要及时漱口，因为乳酸对牙齿有腐蚀作用。

【对并发症的益处】

酸奶中含有多种酶，可促进消化吸收。酸奶也是高钾、高钙食物，高血压患者如果能长期坚持饮用，能辅助降低血压。它能通过抑制腐生菌在肠道的生长，抑制腐败物所产生的毒素，使肝脏和大脑免受这些毒素的危害，防止衰老；通过抑制腐生菌和某些菌在肠道的生长；从而也抑制了这些菌所产生的致癌因子，达到防癌的目的。乳酸菌可以产生一些增强免疫功能的物质，可以提高人体免疫，防止疾病。

【食用建议】

一般人都可以食用，患有动脉硬化、高血压、高血脂、肿瘤、使用抗生素、骨质疏松者尤其适合食用。

在选购酸奶时，要仔细看产品包装上的标签标识，特别是要看配料表和产品成分表，以便于区分产品是纯酸牛奶，还是调味酸牛奶，或是果味酸牛奶，再根据产品成分表中脂肪含量的多少，选择自己需要的产品。

〖葡萄酒——降低血脂浓度，减少动脉硬化的发生率〗

【食物简介】

葡萄酒就是用新鲜的葡萄或葡萄汁发酵酿成的酒精类饮料。按其颜色通常分为红葡萄酒和白葡萄酒两大类，前者以带皮的红葡萄为原料酿制而成，后者以不含色素的葡萄汁为原料酿制而成；按糖分可以分为干葡萄酒（也叫干酒）、半干葡萄酒、半甜葡萄酒和甜葡萄酒四类；按是否含二氧化碳可以分为静酒和气酒两类，静酒中不含二氧化碳，气酒中的代表就是世界闻名的香槟酒；按酿造方法可以分为天然葡萄酒和特种葡萄酒两大类。在葡萄酒中可测得 600 多种营养成分，如多种维生素、微量元素、矿物质和酚类物质，而且葡萄酒的酒精浓度很低，因此，适量饮用葡萄酒对身体有很好的保健作用。

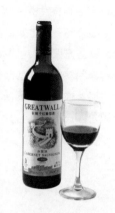

【热量天平】

每 100 克所含分量	
蛋白质	0.1 克
总热量	309.32 千焦（ 74 千卡）

【降脂功效】

酿酒时使用的葡萄皮中含有丰富的抗氧化剂，如维生素 E 等，能降低血脂，减少动脉硬化发生的危险。红葡萄酒含有白藜芦醇，有明显的降低血清胆固醇的作用。

【适用分量】每日 1 小杯即可。

【饮食安全】

饮用葡萄酒要适量，每日饮用以不超过 200 毫升为宜。

饮酒时不要吸烟，否则烟草中的有毒物质会影响肝脏功能，使肝脏不能及时排泄酒精，对身体造成危害。

葡萄酒开启后最好一次饮完，开瓶后放置时间过长，会造成微生物污染，使葡萄酒变质。如果不能饮完，应密封放置在 5~10℃的环境中，并在最短时间内饮完。

葡萄酒不宜与其他酒种同饮，否则混杂饮用所产生的化学反应更容易损伤脑组织和神经系统。

【对并发症的益处】

葡萄酒中含有白藜芦醇，它是一种天然的抗氧化剂，可降低血液黏稠度，抑制血小板凝结和血管舒张，保持血液畅通，可预防癌症的发生及发展，具有抗动脉粥样硬化和防治冠心病、缺血性心脏病的作用。它还可以帮助消化并促进新陈代谢，吃饭时饮用葡萄酒可以提高胃酸含量，促进人体对食物中钙、镁、锌等矿物质的吸收。葡萄酒中含酚，酚也具有抗氧化的作用，能防治老化、白内障、免疫障碍等退化性疾病。

【食用建议】

即使是好年份的葡萄酒，也并非是越陈越香，它的生命周期是浅龄期——发展期——成熟期——高峰期——退化期——垂老期，葡萄酒过了高峰期就无法饮用了。故好年份的葡萄酒也需要在适当的时间饮用。

【橄榄油——调节血脂，减少心血管疾病的发生】

【食物简介】

橄榄油是由新鲜的油橄榄果实直接冷榨而成，色呈黄绿色，气味清香，是地中海沿岸各国人民的传统食用油。由于它不经加热和化学处理，保留了天然营养成分，营养价值相当高，被人们公认为绿色保健食用油，享有"液体黄金"、"植物油皇后"、"地中海甘露"等美誉。它被认为是迄今所发现的油脂中最适合人体营养的油脂。它主要生产于希腊、法国、意大利和西班牙等地，主要有蒸馏橄榄油和纯橄榄油两大类。蒸馏橄榄油只从高级橄榄肉里萃取油脂；而纯橄榄油是从次级的橄榄肉及榄仁里榨取油脂，品质稍微差一些。

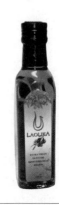

【热量天平】

每 100 克所含分量	
脂肪	99.9 克
碳水化合物	0.1 克
总热量	3757.82 千焦（ 899 千卡）

【降脂功效】

橄榄油具有良好的双向调节血脂的作用，能降低低密度脂蛋白胆固醇水平，提升高密度脂蛋白胆固醇水平，保护心血管健康。

【适用分量】每日 30 克左右。

【饮食安全】

患有菌痢、急性肠胃炎、腹泻、胃肠功能紊乱者不宜多食橄榄油。

不要将橄榄油放入一般的金属器皿保存，否则久置后，橄榄油会与金属发生反应，影响油质。

【对并发症的益处】

它能调节血脂、降低血压及血黏度，阻止动脉粥样硬化，防止血栓形成，减少发生冠心病的危险。它能提高胃、脾、肠、肝和胆管的功能，预防胆结石，并对胃炎和胃十二指肠溃疡有疗效。它含有多酚和脂多糖成分，能增强防辐射的功能，因此常被用来制作宇航员的食物，经常使用电脑者更适合食用。它能提高生物体的新陈代谢功能。最新研究结果表明，健康人食用橄榄油后，体内的葡萄糖含量可降低12%。目前橄榄油已成为预防和控制糖尿病的最好食用油，它能促进骨骼生长，促进钙的吸收，在骨骼生长期以及在防止骨质疏松方面能起重要作用。它还含有抗氧化剂，能防止脑衰老，使人延年益寿。

【食用建议】

好的橄榄油完全采用新鲜成熟的果实来萃取，颜色是清澄的绿色，并且没有臭味；黄白色的橄榄油是用次级橄榄压榨、加热而成，品质较差。

每日早上，直接口服 8 毫升的特级初榨橄榄油，不仅可以延缓衰老，还可以防止便秘。

【病友疑问】

Q：高血脂会不会遗传？

A：会，不过遗传的可能性比较小。最安全的办法是，如果家里有高血脂患者，那么小孩就要定期进行血脂检查，以进行预防。

第九节 12 种可降脂的药食两用食物

【山楂——降压降脂，扩张冠状血管】

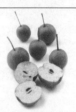

【食物简介】

山楂俗称"山里红"、"胭脂果"，又名红果、棠棣、绿梨等，为蔷薇科植物山里红或山楂的干燥成熟果实，质硬，果肉薄，味微酸涩。其中，以莱西山楂口感绝佳，酸甜适度，风味独特，品质最好。

【热量天平】

每 100 克所含分量	
脂肪	1.5 克
碳水化合物	20.7 克
膳食纤维	2.9 克
维生素 C	19 毫克
维生素 E	7.32 毫克
总热量	409.64 千焦（98 千卡）

【降脂功效】

研究表明，山楂含有大量的维生素 C 和微量元素，具有强心、扩张血管、增强冠脉流量及持久降压的作用，有改善循环和促进胆固醇排泄而降低血脂的作用，其所含的脂肪酶也能促进脂肪的消化。

【适用分量】每日 3~4 个。

【饮食安全】

山楂不能空腹吃，否则会使胃酸猛增，对胃黏膜造成不良刺激，使胃发胀满、泛酸，增强饥饿感。

山楂可能诱发流产，孕妇最好不要吃山楂。

食用山楂后要注意及时漱口刷牙，以防损害牙齿。

要少吃生山楂，最好将山楂煮熟后再吃。因为生山楂中所含的鞣酸与胃酸结合容易形成胃石，很难消化掉。如果胃石长时间消化不掉就会引起胃溃疡、胃出血甚至胃穿孔。

【对并发症的益处】

山楂能活血通脉、降低血脂、抗动脉硬化、改善心脏活力、兴奋中枢神经系统，有良好的预防糖尿病血管并发症的作用。

【食用建议】

一般人都可以吃，牙齿怕酸者可以食用山楂糕等山楂制品。

炖老鸡、老鸭时，可放三四枚山楂或山楂片，肉更易熟；炖羊肉时，锅内放适量山楂或山楂片，即可除去羊膻味。

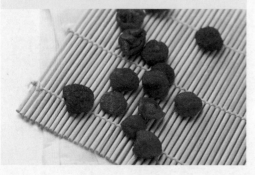

山楂麦芽芡实汤

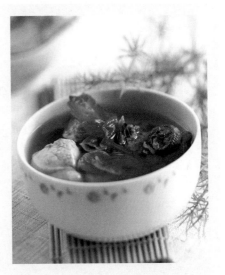

原 料

山楂 25 克，麦芽 15 克，芡实 10 克，红糖适量。

制作方法

1. 将山楂、麦芽、芡实洗净后一起放入煲内，加入适量清水，煲约 1 小时，至芡实熟烂。
2. 趁热加入红糖，搅拌至溶化即可。

【食疗功效】

山楂能化积健胃、止痛止呕、化肉类油脂。麦芽助消化。红糖润肠通便。此汤有化积解热、降脂的功效。

小贴士

胃酸分泌过多者勿空腹食用山楂。

降脂鱼条

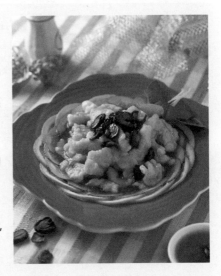

原 料

鳜鱼 600 克，山楂 20 克，鸡蛋 1 个，姜 3 克，葱 5 克，食用油 1000 毫升（耗油约 80 毫升），番茄酱 30 毫升，盐 3 克，料酒 2 毫升，糖 15 克，淀粉适量。

制作方法

1. 将鳜鱼杀洗净起肉，去皮切成条；姜去皮切成米；葱切成段；鱼肉条加入鸡蛋清、料酒、姜米、盐、味精、淀粉，拌匀待用。
2. 锅内烧油，烧热时逐条下入鱼条，炸至金黄色时捞起。
3. 另烧锅，下油少许，加入番茄酱、山楂及适量清水，煮沸，入炸好的鱼条、葱段，翻炒几次即可起锅入碟。

【食疗功效】

此菜有降低血压、血脂的作用。但溃疡病患者不宜食用。

小贴士

山楂只消不补，脾胃虚弱者不宜多食。健康者食用山楂也应有所节制，尤其是儿童，正处于牙齿更替期时，长时间贪食山楂、山楂片、山楂糕等，对牙齿生长不利。

【荷叶——消暑，除烦解渴】

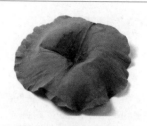

【食物简介】

荷叶又名莲叶、干荷叶、藕野等，为多年水生草本植物莲的叶片，夏、秋二季采收，晒至七八成干时除去叶柄，折成半圆形或折扇形，干燥保存。也可用鲜叶或初生嫩叶（荷钱）。

【热量天平】

每100克所含分量	
脂肪	0.1克
蛋白质	1.9克
碳水化合物	15.2克
膳食纤维	1.2克
维生素C	25毫克
维生素E	0.73毫克
总热量	351.12千焦（84千卡）

【降脂功效】

荷叶主要含有荷叶碱、柠檬酸、苹果酸、葡萄糖酸、草酸、琥珀酸及其他抗有丝分裂作用的碱性成分，能促进脂肪的分解代谢，阻止多余的脂肪在体内沉积，从而避免引发各种相关疾病。荷叶中的生物碱也有降血脂的作用，临床上还常用来治疗肥胖症。

【适用分量】每次50克即可。

【饮食安全】

不宜过量食用，否则对身体不利。

【对并发症的益处】

药理研究发现，荷叶具有解热、抑菌、解痉的作用。临床常用于治疗夏季暑热，脾虚泻泄或吐血、衄血、崩漏下血等多种血症。荷叶碱是从荷叶中提取的生物碱，它可扩张血管，清热解暑，有降低血压的作用。

【食用建议】

一般人都可食用。尤其适合暑热、头胀胸闷、口渴、尿赤短、暑热泄泻、脾虚泄泻、吐血、女性崩漏者食用。体重过重者连续服用一段时间后可显著降低体重。

烹制时不宜泡煮过久，以免清香味散失。

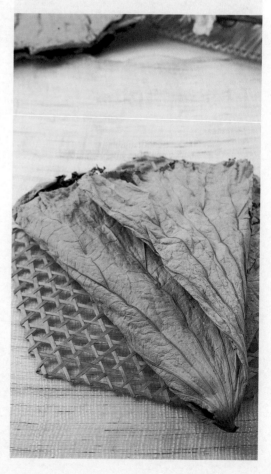

荷叶粥

原料

粳米 100 克，糖、干荷叶各适量。

制作方法

1. 将粳米洗净，稍浸泡；干荷叶碾碎。
2. 把粳米放入锅中，加水煮粥。
3. 粥将熟时加入荷叶碎，焖约 15 分钟即可。

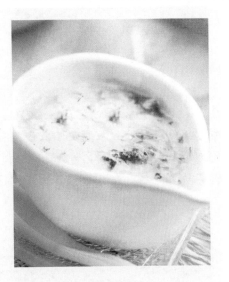

【 食疗功效 】

此粥粥色碧绿微亮，令人食欲大开，能清暑、生津、止渴、降脂减肥。

小贴士

荷叶不能与桐油、茯苓共同食用。

鲜荷叶冬瓜扁豆汤

原料

鲜荷叶 100 克，冬瓜 500 克，扁豆 25 克，赤豆 50 克。

制作方法

1. 将鲜荷叶洗净，切大块；冬瓜洗净，连皮切块；扁豆、赤豆洗净。
2. 将扁豆、赤豆、鲜荷叶、冬瓜一起放入锅内，加入适量清水，煲成浓汤。

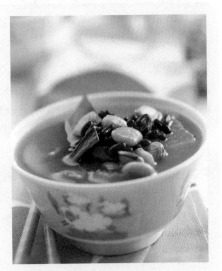

【 食疗功效 】

代茶饮用。荷叶清热消暑；冬瓜清热消暑；扁豆健脾化湿，消暑；赤豆利水消肿，解毒排脓，清热去湿。此汤能解暑清热、祛湿利尿、生津止渴、消滞开胃、祛暑夏湿气、治下肢水肿。

小贴士

体瘦气血虚弱者慎服。

【菊花——降低血脂，平稳降脂】

【食物简介】

菊花又名菊华、秋菊、日精、九华、黄花、帝女花、笑靥金、节花、金蕊、甘菊等，是中国十大名花之一，在中国已有3000多年的栽培历史。中国菊花传入欧洲，约在明末清初。它气味芬芳，绵软爽口，是入肴佳品。在我国云南等地，现在都还有食菊的风俗。它的吃法很多，可鲜食、干食、生食、熟食，焖、蒸、煮、炒、烧、拌皆宜，还可切丝入馅。

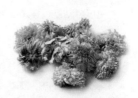

【热量天平】

每100克所含分量	
脂肪	3.3 克
蛋白质	6 克
碳水化合物	63 克
膳食纤维	15.9 克
维生素 C	1 毫克
维生素 E	1.61 毫克
总热量	242 千焦（57.9 千卡）

【降脂功效】

菊花花瓣中含有17种氨基酸，其中谷氨酸、天冬氨酸、脯氨酸等含量较高。此外，还富含维生素及铁、锌、铜、硒等微量元素，因而具有一般蔬果无法比拟的作用。现代临床医学证明，菊花可扩张冠状动脉，增加血流量，降低血压，对冠心病、高血压、动脉硬化、血清胆固醇过高症都有很好的疗效。冲泡绿茶时放少许菊花，长期饮用，对心脑血管疾病、动脉硬化有很好的预防保健作用。

【适用分量】每日10～15克。

【饮食安全】

野菊花有小毒，使用时要谨慎，或遵医嘱食用。

由于菊花性质寒凉，因此脾胃虚寒腹泻者应少量食用；阴阳两虚型者则不宜食用。

【对并发症的益处】

菊花有疏风清热、平肝明目的功效，能降低血压，适用于肝火亢盛型、阴虚阳亢型及肝肾阴虚型高血压，可有效缓解患者头晕头痛、心烦失眠等症状。高血压患者按中医辨证可有多种证型，属于阴虚阳亢型者使用菊花的疗效最佳。此外，菊花还能抑制毛细血管的通透性，发挥良好的抗炎作用，增强体质、延年益寿。

【食用建议】

选购时以身干、花朵完整、颜色鲜艳、气味清香、没有杂质的为佳。

【病友疑问】

Q：在常见的中药材中，哪些是能辅助降低血脂的呢？

A：除了本书介绍的这些品种外，常见的能辅助降低血脂的还有姜黄、泽泻、决明子、女贞子、大黄、灵芝、红花、虎杖、赤勺、当归、丹参、牛膝、莱菔子、车前子、玉米须、黄芪、三七、茵陈、天门冬、菟丝子、绞股蓝等中药材。但中药方剂必须对症使用，而且中药讲究"十八反"、"十九畏"，所以最好能在医生指导下使用，而不要自己盲目选用，以免对身体造成危害。

银耳菊花粥

原料

银耳 30 克，菊花 10 克，糯米 150 克，糖适量。

制作方法

1. 将银耳洗净泡发，改成小朵；菊花洗净；糯米用清水洗净。
2. 取瓦煲一个，加入适量清水，置于火炉上，下入糯米，用中火煮沸，改用小火煲至糯米开花。
3. 投入银耳、菊花，调入糖，继续用小火煲15分钟即可食用。

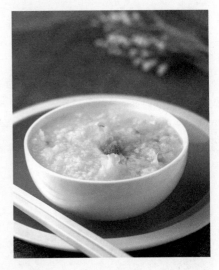

【食疗功效】

此粥不仅能降低血脂、血压，还有很好的减肥作用。

小贴士

过敏体质者如果想喝菊花茶，应先泡一两朵试试，如果没问题再多泡，但也不应过量饮用。

菊花决明子粥

原料

菊花 10 克，决明子 10 克，粳米 50 克，冰糖适量。

制作方法

1. 决明子放入沙锅内炒至微有香气，取出，待凉。
2. 将决明子与菊花煎汁，去渣取汁。
3. 用药汁加粳米煮粥，粥将熟时加入冰糖，再煮沸1~2次即可。

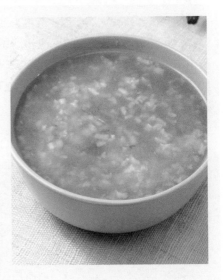

【食疗功效】

每日 1 次，5~7 日为一疗程。此粥能清肝明目、降压通便，适用于高血压、高血脂以及习惯性便秘者，但大便泄泻者忌服。

小贴士

菊花性凉，体虚、脾虚、胃寒病者，容易腹泻者少喝。

【黑芝麻——改善血脂过高的状况】

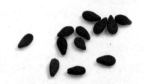

【食物简介】

黑芝麻又名胡麻、油麻、脂麻等,为胡麻科植物脂麻的种子。入药以黑芝麻为宜。它原产非洲,后传入印度,现在印度已成为世界第一芝麻生产大国,占世界栽培面积的1/3。我国也盛产芝麻,占世界栽培面积的13.5%。中国的小磨麻油,被视为烹调油的珍品。

【热量天平】

每100克所含分量	
脂肪	60.5 克
蛋白质	17.3 克
碳水化合物	10.3 克
膳食纤维	6.4 克
维生素 E	38.28 毫克
总热量	2737.9 千焦（655 千卡）

【降脂功效】

现代医学研究证实,黑芝麻含有亚油酸、食用油酸等约 60% 的不饱和脂肪酸和丰富的维生素 E 及矿物质,如钙和镁等,能抑制胆固醇、脂肪的吸收,保护心血管。

【适用分量】每日 10~20 克。

【饮食安全】

在炒制芝麻时应注意不要炒煳,以免影响营养的吸收及造成味道不佳。炒后的黑芝麻,燥热体质者不宜多吃;有慢性肠炎、腹泻、牙痛、皮肤病、有白带者忌吃。

芝麻也是一种发物,因此皮肤疮毒、湿疹、瘙痒患者忌食。

芝麻不宜久食,否则会令人滑精、消瘦、口渴、困脾等。

【对并发症的益处】

适量食用黑芝麻可防止高血压、动脉硬化等心血管疾病的发生,并具有抗癌、补脑的功效。黑芝麻也是易得而效果极佳

的美容圣品,可以抑制体内自由基活跃,能达到抗氧化、延缓衰老的功效。

【食用建议】

由于黑芝麻仁外面有一层稍硬的膜,把它碾碎后才能吸收到营养,因此整粒的芝麻应先加工后再吃。

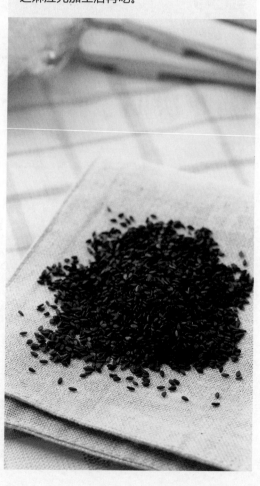

芝麻首乌糊

原料

熟首乌 30 克，黑芝麻糊 100 克，红糖 30 克，水淀粉适量。

制作方法

1. 将熟首乌用温水泡上，黑芝麻糊兑入清水和匀。
2. 锅洗干净，注入兑好的黑芝麻糊、熟首乌，用小火慢慢煮沸。
3. 调入红糖，继续用大火煮约 3 分钟，下水淀粉推匀，盛出即可食用。

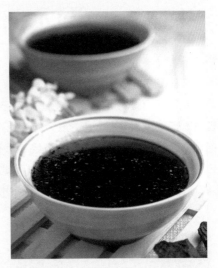

【食疗功效】

补肾黑发，适用于中年男女血虚白发者。

小贴士

患有慢性肠炎、便溏腹泻者忌食。

黑芝麻豆浆

原料

黄豆 60 克，黑芝麻 20 克，蜂蜜 10 毫升。

制作方法

1. 将黄豆洗净，浸泡 6 ～ 10 小时。
2. 将泡好的黄豆和黑芝麻一起装入豆浆机网罩内，加入适量清水，启动豆浆机。
3. 等豆浆煮热后稍晾凉，加入蜂蜜调匀即可。

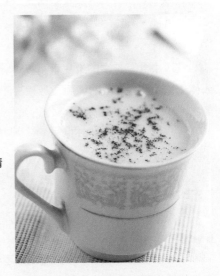

【食疗功效】

黑芝麻性平味甘，具有滋养肝肾、养血润燥的作用。特别适合因肝肾不足所致的脱发、须发早白、皮肤干燥、大便秘结的中老年朋友食用。

小贴士

炒黑芝麻的时候用手捏一个芝麻，轻轻能捏开，并且凑近闻到香味就可以了。

【血脂高了 怎么吃?】

〖红枣——对心血管疾病患者很有益处〗

【食物简介】

红枣又名大枣、美枣、良枣等,为我国特产之一,已有 3000 多年的种植历史,于秋季成熟时采摘,晒干。它亦果亦药,历来深受人们的钟爱,自古以来就被列为"五果之王"(桃、李、梅、杏、枣)之一。我国现存最早的医药学专著《神农本草经》将其列为上品。枣之所以为"五果之王",是因为它丰富的营养成分,因此有人又称它为"鲜活的维生素 C丸"。鲜枣的维生素 P 的含量在水果中也不逊色,营养价值相当高。

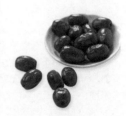

【热量天平】

每 100 克所含分量	
脂肪	0.1 克
蛋白质	1.4 克
碳水化合物	33.1 克
膳食纤维	2.4 克
维生素 C	297 毫克
维生素 E	0.1 毫克
总热量	581.02 千焦(139 千卡)

【降脂功效】

红枣中含有丰富的维生素 C,能增强人体免疫功能,降低血清胆固醇和甘油三酯水平,保护心血管。

【适用分量】每日 5 枚即可。

【饮食安全】

不能过多食用红枣,否则会引起胃酸过多和腹胀。也不宜空腹食用。

生吃枣时应去皮,因为枣皮容易滞留在肠道中而不易排出。

不宜吃腐烂的红枣,因为腐烂的枣在微生物的作用下会产生果酸和甲醇,人吃后会出现头晕、视力障碍等中毒反应,严重者可危及生命。

脾胃虚寒者不宜多吃红枣,有宿疾者及便秘患者应慎食,牙病患者不宜食用。

【对并发症的益处】

药理研究发现,红枣中的维生素 P 能健全人体的毛细血管,对高血压和心血管疾病患者大有好处。红枣能促进白细胞的生成,提高血清白蛋白,保护肝脏。红枣还含有抑制癌细胞,甚至可使癌细胞向正常细胞转化的物质。鲜枣中丰富的维生素 C,能使体内多余的胆固醇转变为胆汁酸,胆固醇少了,结石形成的概率也就随之减少。红枣对贫血、气血虚弱也有良好的滋补效果,对女性产后情绪烦躁有明显调理作用。红枣还可减轻因心血不足引起的心跳加速、夜睡不宁和头晕眼花等症状。

【食用建议】

人人都可以食用,尤其是中老年人、青少年、女性的理想的天然保健食品,也是病后调养的佳品。

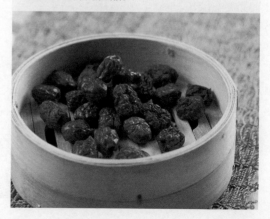

甘草红枣汤

甘草9克，小麦30克，红枣10克。

制作方法

1. 将小麦、红枣洗净，甘草洗净。
2. 将甘草放入锅内加水煎煮，连煎2次，然后取2次的汁混合备用。
3. 将小麦、红枣及甘草汁一起放入煲内，煮至小麦、红枣熟烂即可。

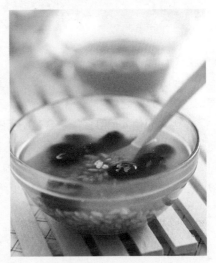

【食疗功效】

红枣能促进白细胞的生成，降低血清胆固醇水平，提高血清白蛋白含量，保护肝脏。红枣中富含钙和铁，对防治骨质疏松、产后贫血有重要作用。

小贴士

红枣忌与虾皮、葱、黄鳝、海鲜、动物肝脏、黄瓜、萝卜等同食。

红枣炖墨鱼

原 料

红枣50克，墨鱼（已发过）300克，排骨100克，枸杞子3克，姜15克，葱10克，盐5克，料酒3毫升，胡椒粉、清汤各适量。

制作方法

1. 将红枣、枸杞子洗净，墨鱼、姜洗净后切片，排骨斩成块，葱切成段。
2. 锅内烧水，待水开后投入排骨，用中火煮尽血水，捞起备用。
3. 取炖盅，加入排骨、墨鱼、红枣、枸杞子、姜、葱，注入适量清汤，调入盐、料酒、胡椒粉，炖3小时即可。

【食疗功效】

此菜能补中益气、养血安神、健脾养胃、止咳润肺、生津安眠。

小贴士

干墨鱼在炖前要泡透，炖时中途不能停火，否则汤味不佳。

【山药——预防心血管系统的脂肪沉积】

【食物简介】

山药别名怀山药、淮山药、土薯、玉延等，是薯蓣科植物薯蓣的干燥根茎。它既可作主粮、蔬菜，还可以制成糖葫芦之类的小吃，因此深受人们喜爱。它含有黏蛋白、淀粉酶、皂苷、游离氨基酸、多酚氧化酶等物质，而且含量丰富，具有滋补作用，所以"常服山药延年益寿"的说法是科学的。普通的山药块茎较小，其中以古怀庆府（今河南沁阳）所产的山药最为名贵，享有"怀参"的美誉，为全国之冠。

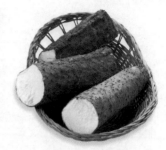

【热量天平】

每100克所含分量	
蛋白质	1.5 克
碳水化合物	14.4 克
膳食纤维	0.8 克
维生素 C	6 毫克
维生素 E	0.2 毫克
总热量	267.52 千焦（64 千卡）

【降脂功效】

山药中含有黏蛋白、淀粉酶、皂苷、游离氨基酸、多酚氧化酶等物质，而且含量丰富，具有滋补作用。它含脂肪较少，几乎为零，而且所含的黏蛋白能预防心血管系统的脂肪沉积，阻止动脉过早发生硬化。

【适用分量】每次 85 克左右。

【饮食安全】

用山药时，应先去皮，以免产生麻、刺等异常口感。

由于山药有收涩的作用，因此大便燥结者不宜食用。

烹制山药时最好不要用铁器或铜器。

【对并发症的益处】

山药是病后康复的食补佳品。它可增加人体 T 淋巴细胞数量，增强免疫功能，延缓细胞衰老。因此"常服山药延年益寿"的说法是科学的。山药中的黏多糖与矿物质类相结合，可以形成骨质，使软骨具有一定弹性。

【食用建议】

一般人都可以食用，尤其适宜心血管病患者、腹胀者、病后虚弱者、慢性肾炎患者、长期腹泻者食用。

选购时以色正，薯块完整肥厚，皮细薄，无病虫蚀痕，不留须根的为佳。

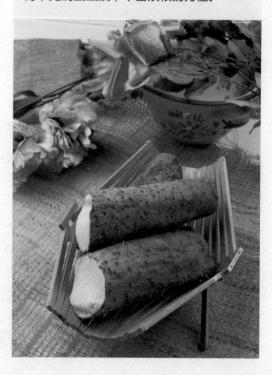

山药酿芦笋

原料

鲜山药 100 克，鲜芦笋 150 克，鲮鱼胶 50 克，胡萝卜 10 克，姜、盐各 5 克，上汤、胡椒粉、食用油、淀粉、上汤各适量。

制作方法

1. 将鲜山药去皮切粒泡上，鲜芦笋去掉老的部位，姜去皮切米，胡萝卜去皮切粒。
2. 芦笋烫至八成熟，根的一头拍干淀粉。
3. 鲮鱼胶加山药、胡萝卜、姜米、盐、胡椒粉、淀粉制馅，酿在芦笋上，蒸 6 分钟。
4. 下油，注上汤，调盐煮沸，用水淀粉勾芡，淋入蒸好的芦笋上即可。

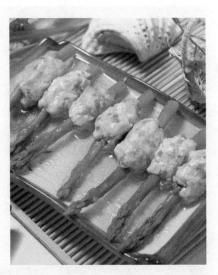

【食疗功效】

山药含有大量的黏液蛋白、维生素及微量元素，能有效阻止血脂在血管壁的沉淀，预防心血疾病，有益志安神、延年益寿的功效。

小贴士

表面有异常斑点的山药绝对不能买，因为这可能已经感染过病害。还要注意山药断面应带有黏液，外皮无损伤。

山药薏米黑鱼汤

原料

薏米 30 克，山药 20 克，生鱼 500 克，料酒 20 毫升，盐 10 克，姜 15 克，红糖 5 克，食用油适量。

制作方法

1. 将黑鱼洗净，去鳞、鳃、内脏，斩块；薏米、山药、姜片洗净。
2. 烧锅下油，油热后放入黑鱼煎至两面金黄色，捞出沥干油。
3. 将药材及姜、黑鱼一起放入锅内，加入适量清水，煮至薏米熟透，调味即可。

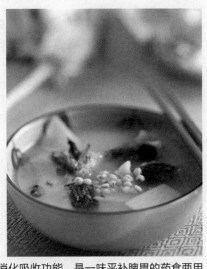

【食疗功效】

山药含有淀粉酶、多酚氧化酶等物质，有利于增强脾胃消化吸收功能，是一味平补脾胃的药食两用之品。不论脾阳亏或胃阴虚，皆可食用。

小贴士

山药怕冻、怕热，冬季买山药时，可用手将其握 10 分钟左右，如山药出汗就是受过冻了。掰开来看，冻过的山药横断面黏液会化成水，有硬心且肉色发红，质量差。

【杜仲——减少人体对不良胆固醇的吸收】

【食物简介】

杜仲又名思仙、木绵、思仲、石思仙、丝连皮、扯丝皮、玉丝皮、扯丝片等，为杜仲科植物杜仲的树皮。它主要产于我国四川、安徽、陕西、湖北、河南、贵州、云南等地，此外，江西、甘肃、湖南、广西等地也有出产。它的药用价值高，并且用途广，因此又被人们誉为"植物黄金"。它的特征是表皮草质，内有韧性较强的白丝相连，剥皮后又生。杜仲药材呈板片状或两边稍向内卷，大小不一，外表面淡棕色或灰褐色，有明显的皱纹或纵裂槽纹；内表面暗紫色，光滑。质脆，易折断，断面由细密、银白色富弹性的橡胶丝相连。气微，味微苦。

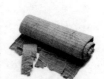

【热量天平】

每 100 克所含分量	
脂肪	4.81 克
蛋白质	4.46 克
碳水化合物	1.62 克
膳食纤维	0.23 克
总热量	67.26 千焦（16.1 千卡）

【降脂功效】

杜仲不但是传统的名贵中药材，现代医学研究还验证了杜仲还是对付"三高"的"好武器"。常吃杜仲能减少人体对坏胆固醇（低密度脂蛋白胆固醇）的吸收，并升高好胆固醇（高密度脂蛋白胆固醇）。

【适用分量】每次 15 克左右。

【饮食安全】

阴虚火旺者慎服。

【对并发症的益处】

杜仲树皮的提取物及煎剂有持久的降压作用，临床使用杜仲浸剂，能使高血压患者血压有所降低，并改善头晕、失眠等症状。值得注意的是，它的炮制与剂型对降压作用有一定影响，煎剂作用强于酊剂，炒杜仲的降压作用比生杜仲显著；它的各种制剂都有利尿作用。中医学认为，杜仲能补肝肾，强筋骨，安胎，主治腰脊酸疼、足膝痿弱、小便余沥、阴下湿痒、胎漏欲堕、胎动不安及预防心血管疾病等。

【食用建议】

尤其适宜高血压、高血脂患者及习惯性流产女性、小儿麻痹后遗症患者、肾气不足者食用。

选购时以皮厚而大，粗皮刮净，内表面暗紫色，断面银白橡胶丝多而长者为佳。

凡肝肾不足，腰膝酸痛，或足膝痿软无力者，可与补骨脂、核桃仁等配伍；对于妊娠下血者，则可与人参、阿胶、当归等合用。

【病友疑问】

Q：为什么说降压与降脂要同时进行？

A：通常，高血压患者比血压正常者更容易合并血脂异常。研究表明，当危险因素合并存在时，对冠心病发病危险的影响比几个因素相加的危害还要严重得多。高胆固醇血症、高血压和吸烟都是冠心病发病的独立危险因素，其中高胆固醇血症者冠心病的发病率是正常人群的 4 倍，高血压患者为 3 倍，吸烟者为 1.6 倍。同时合并高血压和高胆固醇血症者，其冠心病发病率为正常人群的 9 倍。高血压、高胆固醇血症和吸烟并存者，其冠心病发病率为正常人群的 16 倍。如果只是单一控制某些危险因素，一方面容易忽略同时存在程度不重的多重危险因素的高危人群，另一方面忽略了多个并存的危险因素之间的协同作用。比如，高胆固醇血症会增加人体对致高血压刺激的敏感性，更易引发高血压或使病情恶化。

杜仲排骨汤

原料

杜仲 15 克，排骨 500 克，姜 10 克，红枣 5 克，盐、鸡精各适量。

制作方法

1. 将杜仲、红枣洗净；排骨洗净，斩块。
2. 锅内烧水，水开后放入排骨滚去血污，再捞出洗净。
3. 将杜仲、排骨、姜片、红枣一起放入炖盅内，加入适量开水，大火煲滚后改用小火炖约 2 小时，调味即可。

【食疗功效】

杜仲有补肝肾、强筋骨、治腰脊酸疼、足膝痿弱、胎动不安、高血压等功效。

小贴士

阴虚火旺者慎服。

杜仲茅根黑豆汤

原料

黑豆 300 克，杜仲 10 克，干茅根 50 克（鲜品 100 克），糖适量。

制作方法

1. 将黑豆除去杂质，洗净并浸泡 1 小时后捞出；杜仲、茅根分别洗净。
2. 将黑豆、茅根、杜仲加清水煮 2 小时。
3. 煲至黑豆酥烂时取出杜仲、茅根，加入糖，再煮 5 分钟即可。

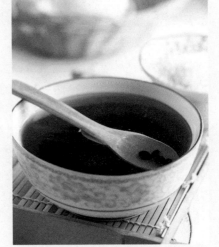

【食疗功效】

能增强肾上腺皮质功能，增强机体免疫功能；有镇静、镇痛和利尿作用；有一定强心作用。

小贴士

杜仲还可以用来泡茶，泡酒，或在烹饪时作为辅料添加于菜品中。

〖首乌——降脂减肥〗

【食物简介】

首乌又名何首乌、山首乌、赤首乌等,为蓼科植物何首乌的干燥块根。我国大多数地区,如河南、四川、湖北、广西、广东、贵州、江西等地都有出产。主要在秋、冬季节采挖,洗净,切厚片,干燥而成。它通常呈红棕色或褐色,有不规则的皱缩纹或凹凸不平的纵沟,质地坚实,不易折断,味道浓郁。它的药用价值很高,含有蒽醌类的大黄素、大黄酚、大黄酸、大黄素甲醚、大黄酚蒽酮、淀粉、粗脂肪、卵磷脂等成分。

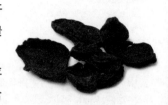

【热量天平】

每 100 克所含分量	
脂肪	0.7 克
蛋白质	0.6 克
碳水化合物	79.6 克
维生素 C	2 毫克
维生素 E	0.23 毫克
膳食纤维	2 克
总热量	320 千焦(76.6 千卡)

【降脂功效】

首乌不仅能较显著地降低人体内血清总胆固醇(TC)及血清甘油三酯(TG)的含量,还能减轻动脉粥样硬化斑块形成。现代药理研究发现,首乌中含有的卵磷脂、蒽醌衍生物及大黄酚等多种物质,能够抑制胆固醇的升高,减少胆固醇在肠道吸收,防止胆固醇在人体中沉积,临床研究证实其降胆固醇及甘油三酯总有效率达 80%以上。

【适用分量】每次 6~12 克。

【饮食安全】

脾虚者应慎用首乌。

何首乌遇铁容易变色,使药效降低,因此忌用铁器煎煮。

【对并发症的益处】

中医中药理论认为,首乌具有补肝、益肾、养血、祛风等功效,适用于肝肾阴亏、须发早白、血虚头晕、腰膝酸软、筋骨酸痛、遗精、崩带、久痢、慢性肝炎、痈肿、瘰疬、肠风、痔疮、红斑狼疮等病症。现代医学证实,首乌中的蒽醌类物质,具有降低胆固醇、降血糖、抗病毒、强心、促进胃肠蠕动等作用,还有促进纤维蛋白溶解活性作用,对心脑血管疾病有一定的防治作用。它所含的卵磷脂是脑组织、血细胞和其他细胞膜的组成物质,经常食用,对神经衰弱、白发、脱发、贫血等病症有治疗作用,可延缓衰老、强身健体、保健心脏。动物实验证明,首乌还有抗肿瘤作用。首乌还可健脑益智,促进血细胞的生长和发育,有显著的抗衰老作用。中年人经常食用何首乌,可防止早衰的发生和发展。

【食用建议】

血虚萎黄、眩晕耳鸣、须发早白、腰膝酸软、肢体麻木、崩漏带下、久疟体虚、高血脂患者都适合食用首乌。

首乌黑豆汤

原料

鸡血藤 20 克，何首乌 20 克，黑豆 500 克，料酒 2 毫升。

制作方法

1. 将鸡血藤、何首乌洗净，用水浸泡 2 小时；黑豆除去杂质，洗净，滤干。
2. 将两味中药同浸液倒入锅内，以小火煮约剩下一大碗药液时滤出头汁，加冷水煎取二汁。
3. 将头汁、二汁与黑豆倒入沙锅内，加料酒，煮约 2 小时，药汁渗入豆内煮约 2 小时。

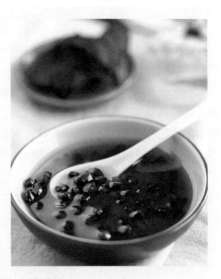

【食疗功效】

鸡血藤补血活血；何首乌滋补肝肾；黑豆能预防动脉硬化，延缓衰老。

小贴士

在传统中药中，何首乌的根块被用作补益剂和抗衰老剂，常用于治疗脱发和头发早白。

首乌山楂鸡肉汤

原料

山楂 15 克，何首乌 15 克，鸡肉 500 克，姜片 5 克，盐、鸡精各适量。

制作方法

1. 将山楂、首乌分别洗净；鸡肉洗净，斩块。
2. 锅内烧水，水开后放入鸡肉煮去血污，再捞出洗净。
3. 将鸡肉、首乌、山楂、姜片一起放入煲内，加入适量清水，大火煲滚后改用小火煲 1.5 小时，调味即可。

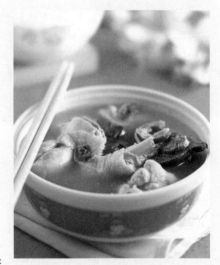

【食疗功效】

首乌补肝益肾，降脂减肥；山楂消食健胃，化滞散淤。此汤减肥降脂，适用于肥胖性高脂血症，以及肝肾阴虚所致的头晕目眩、耳鸣、健忘、遗精、腰膝酸软等症。

小贴士

挑选首乌时以体重、质坚实、粉性足者为佳。

〖枸杞子——降脂，明目，抗衰老〗

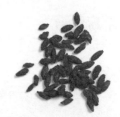

【食物简介】

枸杞子又名地骨子、杞子、甘杞子等，为茄科植物枸杞子的干燥成熟果实，属于木本植物，浆果呈鲜红色，形似纺锤，更似红玛瑙坠，是宁夏的传统名牌出口商品，以皮薄、肉厚、子少、品质优良驰名中外。它也是一种名贵中药，古时候曾被列为贡品。

【热量天平】

每 100 克所含分量	
脂肪	1.5 克
蛋白质	13.9 克
碳水化合物	47.2 克
膳食纤维	16.9 克
维生素 C	48 毫克
维生素 E	1.86 毫克
总热量	1078.44 千焦（258 千卡）

【降脂功效】

枸杞子的营养成分十分丰富，并有很高的药物价值，不仅含铁、磷、钙等物质，而且还含有大量糖、脂肪、蛋白质、多糖色素、维生素、甾醇、苷类等。现代药理对枸杞子果实做了更深入的研究，认为它能降低血脂、胆固醇水平，很适合高血脂患者。

【适用分量】

一般来说，健康的成年人每日吃 20 克左右的枸杞子比较合适；如果想起到治疗的效果，每日最好吃 30 克左右。

【饮食安全】

任何滋补品都不要过量食用，枸杞子也不例外，因此不宜过量、过频食用枸杞子。有内热者尤其不宜食用过量，因为容易上火，高血压患者最好也不要食用。此外，脾胃虚弱、泄泻消化不良、腹胀、性欲亢进者也不宜食用。

【对并发症的益处】

枸杞子能提高机体免疫调节功能，抗突变，延缓衰老，抗肿瘤，抗疲劳，明目，保护肝脏。可用于头昏、目眩、耳鸣、视力减退、虚劳咳嗽、腰脊酸痛、遗精、糖尿病等症。

【食用建议】

选购时以粒大、肉厚、色红、子少、质地柔软、味甜者为佳，买回后应置于阴凉干燥处，以防潮、防虫蛀。

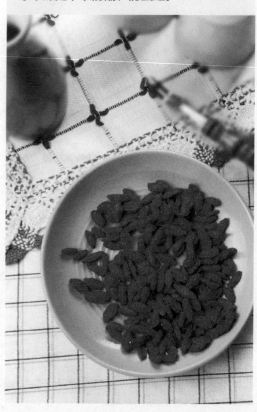

枸杞子粥

原 料

枸杞子 30 克，大米 50 克，红糖或蜂蜜适量。

制作方法 ····················

1. 大米洗净，加入适量清水，以中火煮成粥。
2. 粥将熟时加入枸杞子，煮沸即可。
3. 食用时加入红糖或蜂蜜。

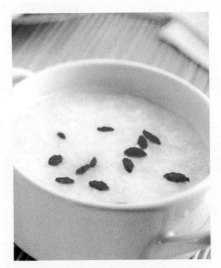

【食疗功效】

此粥具有滋补肝肾、益精明目的功效，用于虚劳精亏、腰膝酸痛、眩晕耳鸣、内热消渴、血虚萎黄、目昏不明等症状。

小贴士

枸杞子一般不宜和过多茶性温热的补品如桂圆、红参同食。可以跟红枣共食。

牵牛枸杞子明目消脂汤

原 料

牵牛子 10 克，枸杞子 20 克，瘦肉 200 克，豆芽 100 克，料酒 10 毫升，姜片、盐、鸡精各适量。

制作方法 ····················

1. 将牵牛子、枸杞子洗净；瘦肉洗净、切块，豆芽洗净。
2. 锅内烧水，水开后放入瘦肉，煮去表面的血渍，再捞出洗净。
3. 将豆芽、牵牛子、枸杞子、瘦肉、姜片一起放入煲内，加入适量清水，大火煲滚后，改用小火煲 30 分钟，调味即可。

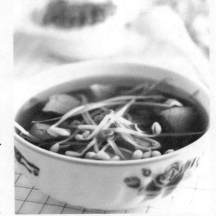

【食疗功效】

枸杞子也为扶正固本、生精补髓、滋阴补肾、益气安神、强身健体、延缓衰老之良药，对慢性肝炎、中心性视网膜炎、视神经萎缩等疗效显著。

小贴士

枸杞既可作为坚果食用，又是一味功效卓著的传统中药材。

【白果——防治高血脂、冠心病、动脉硬化等疾病】

【食物简介】

白果也称银杏、鸭脚子等,是白果树的果实,待其成熟后去掉外皮、硬壳后取其果仁食用。白果树又叫做公孙树,是世界上最古老的树种之一,素有"活化石"之称。过去,人们一直把白果当做上等干果,因为它有良好的养生效果,宋朝时被列为贡品、圣品,深得皇帝喜爱,当时多为豪门权贵享用。

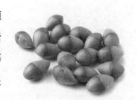

【热量天平】

每100克所含分量	
脂肪	1.3 克
蛋白质	13.2 克
碳水化合物	72.6 克
膳食纤维	3.1 克
维生素 E	24.7 毫克
总热量	41.8 千焦(10 千卡)

【降脂功效】

白果中的黄酮苷、苦内脂有很好的清理血管的作用,能有效地清除血管壁上沉积的胆固醇,显著降低血脂和血压。目前,许多降脂,治冠心病、心绞痛的中成药都含有白果成分。

【适用分量】 每次不超过 20 粒。

【饮食安全】

白果中含有银杏酚和银杏酸,生食可使人中毒。在烹饪前需先经温水浸泡数小时,然后入开水锅中焯熟后再行烹调,使有毒物质溶于水中并受热挥发。

孕妇、儿童及患有呼吸系统疾病而且痰湿内盛者忌食白果。

白果中含有微量氢氰酸,不宜过量、过频食用,否则会出现发热、呕吐、腹泻、惊厥、抽搐、肢体强直、皮肤青紫、瞳孔散大、脉弱而乱,甚至昏迷不醒等中毒症状。

【对并发症的益处】

白果中含有的多种成分对脑血栓、老年性痴呆、高血压、冠心病、动脉硬化、脑功能减退等病有特殊的预防和治疗效果。经常食用白果可以扩张微血管,促进血液循环,使人肌肤红润,精神焕发。白果还具有敛肺定喘、燥湿止带、益肾固精、镇咳解毒等功效。近年来的临床实验证明,白果还可治疗肺结核、癫痫、神经性头痛、美尼尔氏综合征等疾病。

【食用建议】

优质白果壳色洁白、坚实、肉饱满、无霉点、无破壳、无枯肉霉坏。

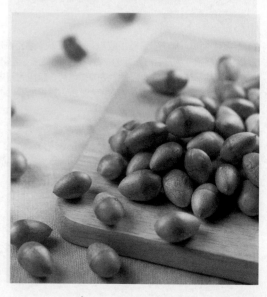

白果猪肚粥

原料

白粥 250 克，猪肚 80 克，白果 50 克，盐、鸡精各适量。

制作方法

1. 在猪肚和白果中放入少许盐、鸡精拌匀。
2. 把粥煮沸，加入以上材料，再次煮沸即可。

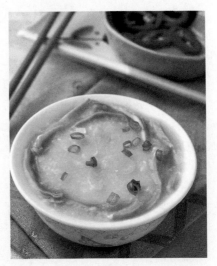

【食疗功效】

猪肚含有蛋白质、脂肪、维生素及钙、磷、铁等，具有补虚损、健脾胃的功效。白果对脑血栓、老年性痴呆、高血压、冠心病、动脉硬化、脑功能减退等病有特殊的预防和治疗效果。

小贴士

白果不能与鳗鱼一同食用。

腐皮白果瘦肉汤

原料

腐皮 100 克，白果 10 克，瘦肉 200 克，姜片 5 克，盐、鸡精各适量。

制作方法

1. 用清水略洗腐皮；白果去壳；瘦肉切块、洗净。
2. 锅内烧水，水开后放入瘦肉余水，再捞出洗净。
3. 将白果、瘦肉、姜片一起放入煲内，大火煲滚后，改用小火煲约 1 小时，放入腐皮煮 10 分钟左右，加入适量盐、鸡精调味即可。

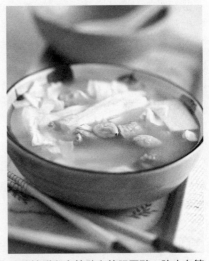

【食疗功效】

腐竹中含有丰富蛋白质，营养价值较高。它含有的卵磷脂可除掉附在血管壁上的胆固醇，防止血管硬化，预防心血管疾病，保护心脏。

小贴士

白果的外种皮有毒，能刺激皮肤引起接触性皮炎、发泡。有些人接触后还会出现过敏性皮炎。

147

【生姜——降脂降压，防止血栓形成】

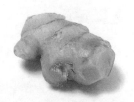

【食物简介】

生姜又称鲜姜，黄姜，具有独特的辛辣芳香，是一种常用的调味品。它能使各种菜肴鲜美可口，味道清香。吃饭不香或饭量减少时吃上几片姜或者在菜里放上一点嫩姜，都能改善食欲，增加饭量，故有"饭不香，吃生姜"的说法。

【热量天平】

每100克所含分量	
脂肪	0.6 克
蛋白质	0.7 克
碳水化合物	2.8 克
膳食纤维	0.9 克
维生素 C	4 毫克
总热量	79.42 千焦（19 千卡）

【降脂功效】

生姜中含有油树脂，可抑制人体对胆固醇的吸收。它还含有一种类似水杨酸的有机化合物，该物质的稀释剂和防凝剂对降血脂、降血压、防止血栓形成都很有效。

【适用分量】每日 10 克。

【饮食安全】

不要吃烂了的生姜，腐烂的姜会对身体产生危害。

阴虚火旺导致的心烦失眠、手足心热、目赤咽干或患有痈肿疮疖、肺炎、肺结核、痔疮者不宜过多或长期食用生姜；有内热者要忌食生姜。

【对并发症的益处】

姜黄素是姜中的主要活性成分，姜黄素不仅能明显降低血糖，而且能预防糖尿病并发症。少量的姜黄素就能防止糖尿病诱发白内障的形成，促进糖尿病患者的创伤愈合，同时，姜黄素还有一定的协同抗癌作用。生姜的辣味成分主要有姜酮、姜醇、姜酚三种，它们具有一定的挥发性，能增强和加速血液循环，刺激胃液分泌，帮助消化，有健胃的功能。生姜还具有发汗解表、温中止呕的功效，着凉、感冒时熬些姜汤喝，能起到很好的治疗作用。

【食用建议】

姜最好不要去皮，削皮后不能发挥姜的整体功效。

生姜有解毒杀菌的作用，吃松花蛋或鱼蟹等水产时，放上一些姜末、姜汁，食用起来更安全。

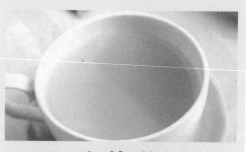

生姜莲藕汁

原料

鲜莲藕 200 克，姜 20 克，蜂蜜适量。

制作方法

1. 将藕洗净切碎，绞汁约 120 毫升。
2. 将姜去皮洗净，切碎，绞汁约 10 毫升。
3. 将两种汁兑在一起，加入蜂蜜，调匀即成。

【食疗功效】

此饮品有散寒清热、生津和胃、止呕的作用，脾胃虚寒的呕吐者不宜食用。生吃可有效利用姜中有利于降血脂的有效成分。

〖大蒜——降低血糖和血脂浓度〗

【食物简介】

大蒜为百合科植物蒜的鳞茎，它的种类繁多，依蒜头皮色的不同，可分为白皮蒜和紫皮蒜；依蒜瓣多少，又可分为大瓣种和小瓣种。它是一种最常见的食物，既可以生吃，也可以调味，还能防病健身，因此被人们称为"天然抗生素"，它的抗氧化能力甚至比人参还强。

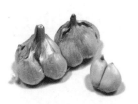

【热量天平】

每 100 克所含分量	
脂肪	0.2 克
蛋白质	4.4 克
碳水化合物	23.7 克
膳食纤维	1.8 克
维生素 C	35 毫克
维生素 E	0.81 毫克
总热量	154.66 千焦（37 千卡）

【降脂功效】

大蒜中含有大蒜素，可降低血清中胆固醇及甘油三酯水平，还有降低血压、舒张血管、化解血小板过度聚集的功效，能阻止胆固醇生物合成及抗氧化。如果每人每日吃一头大蒜，可预防心脑血管疾病的发生。

【适用分量】每日 3~4 瓣即可。

【饮食安全】

不能过量食用大蒜，否则会影响视力。

有肝病者过量食用大蒜会造成肝功能障碍，加重病情。

大蒜能使胃酸分泌增多，辣素有刺激作用，因此有胃肠道疾病特别是胃溃疡和十二指肠溃疡者不宜吃蒜。

【对并发症的益处】

大蒜有明显的预防冠心病和动脉硬化的作用，并可防止血栓的形成。此外，它能保护肝脏，诱导肝细胞脱毒酶的活性，可以阻断亚硝胺致癌物质的合成，从而预防癌症的发生。

【食用建议】

发了芽的大蒜食疗效果甚微，不宜食用。

在烧鱼、煮肉时加入一些蒜块，不仅可以解腥、去除异味，还能杀毒。

辣素怕热，遇热后很快分解，其杀菌作用降低，因此，预防和治疗感染性疾病应该生食大蒜。

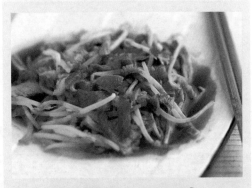

凉拌蒜味鸭

原料

烤鸭肉 350 克，绿豆芽 50 克，蒜瓣 20 克，香菜 15 克，红辣椒 5 克，香油 3 毫升，生抽 5 毫升。

制作方法

1. 将烤鸭起肉切成丝，绿豆芽去根洗净，蒜瓣切成粒，红辣椒切成粒，香菜洗净切成粒。

2. 锅内烧水，待水开后投入绿豆芽，用中火烫透，倒出，用凉开水冲透，沥干水。

3. 用深碗一个，加入所有食材，调入生抽、香油，拌匀入碟即成。

【附录】

常见食物中的胆固醇及脂肪含量

肉类、肉制品

食物名称	胆固醇含量 （毫克/100克）	脂肪含量 （克/100克）	食物名称	胆固醇含量 （毫克/100克）	脂肪含量 （克/100克）
猪肉	126	30.8	山羊肉	60	3.9
猪排骨	105	20.4	羊小排	54	14.1
猪瘦肉	60	6.2	绵羊肉	70	4
猪五花肉	60	59	鸽肉	110	14.2
猪肉皮	100	28	兔肉	65	2.2
猪耳	92	11	鸡肉	90	9.6
猪蹄	6200	17.7	鸡腿	99	7.1
猪血	51	0.3	鸡翅	71	11
腊肠、腊肉	150	48.3	鸡爪	103	16.4
火腿	100	28	乌鸡肉	105	2.3
火腿肠	13	14.6	鹌鹑肉	158	3.1
牛肉	106	2	鸭肉	90	9
牛蹄筋	10	0.5	鸭血	95	0.4
肥牛肉	125	4.2	鸭掌	36	1.9
带脂牛腰肉	55	29.3	鸭肫	152	1.3
牛肉干	120	40	鹅肉	74	19.9

水产品

食物名称	胆固醇含量 （毫克/100克）	脂肪含量 （克/100克）	食物名称	胆固醇含量 （毫克/100克）	脂肪含量 （克/100克）
鲫鱼	90	1.3	墨鱼	348	1.5
鲤鱼	84	4.1	带鱼	244	4.9
草鱼	85	4.3	鱿鱼	1170	4.7
胖头鱼	493	2.2	鳗鱼	186	10.8
鲇鱼	463	3.7	鲳鱼	120	7.8
鳜鱼	124	4.2	鲑鱼	86	4.1
鲮鱼	86	1.6	海参	51	0.2
鲈鱼	88	3.4	海蜇	24	0.3
黄鳝	126	1.4	蛤蜊	180	0.6
泥鳅	136	2.9	虾类	154	0.8
黑鱼（生鱼）	91	19.8	蟹类	164	2.3
鲚鱼（凤尾鱼）	117	5	螺肉、贝类	454	0.2
黄鱼	98	2.5	淡菜	493	9.3

蛋类和奶制品

食物名称	胆固醇含量 （毫克 /100 克）	脂肪含量 （克 /100 克）
鹌鹑蛋	3640	2.4
鸡蛋黄	1855	18.2
鸭蛋	565	13
鹅蛋	704	19.9
松花蛋	608	10.7
咸鸭蛋	648	12.6
全脂奶粉	110	21
牛奶	24	2.9
羊奶	31	3.5
酸奶	15	4.6
奶酪	140	19
奶油	207	9.7
黄油	110	98
炼乳	37	8.6

动物内脏

食物名称	胆固醇含量 （毫克 /100 克）	脂肪含量 （克 /100 克）
猪脑	3100	9.8
牛脑	2300	11
猪肝	420	5.7
羊肝	348	3.6
猪腰	380	1.8
猪舌	230	12.3
猪肺	289	3.8
猪大肠	150	18.6
猪肚	240	3.5
猪心	155	16.5
牛心	145	3.5
牛肚	150	1.6
山羊肚	41	3.4
鸡肝	356	4.8
鸡心	194	11.7
鹅肝	285	7.5
鸭舌	118	19.6
鸭肠	187	7.8

食物烹饪温馨贴士

蔬菜、水果等越新鲜，以其烹制的食物味道越鲜美。故力求选料鲜、活，巧妙搭配，合理烹制，做到色、香、味、形俱佳，就能刺激食欲，而不需要浓汁、调味料提味。

将鱼或海产类进行蒸、烤、炸或做生鱼片，虽然盐用量甚少，但经过适当调和，就能去腥提鲜，做出香味浓郁的菜肴。

任何食物都各有美妙之处，应设法扬长避短。例如，将红薯、芋头按照常规方法来蒸煮，味道较清淡；然而用锡箔纸将红薯、芋头包着来蒸煮，就会味道香郁可口，别具特色。

由于高血脂患者的饮食需要低脂、低热量，因此在选用烹调方法时也要注意。以下几种烹调方法是比较适合高血脂患者的：

1. 炖

方法：将食物洗净切块后下锅，并注入适量清水，放入调料，用大火煮沸，撇去浮沫，再用小火炖至熟烂。

特点：食物质地软烂，原汁原味。

2. 煨

方法：指用小火或余热对食物进行较长时间加热。具体操作方法有两种：一是将食物放在容器中，加入调料和适量的水，再用小火慢慢煨熟至软烂。二是采用传统的方法，用菜叶、荷叶等将食物包裹扎紧，外敷黄泥糊，再放在火灰中，利用火灰的余热将其煨熟。

特点：食物熟而酥软，味道香浓。

3. 蒸

方法：是用水蒸汽的高温来烹制食物，将食物拌好调料后隔水煮熟。用米粉包裹的叫粉蒸，用荷叶或菜叶包扎蒸的叫包蒸，也有将食物直接放入容器中隔水蒸的。可在食物中加入清水或汤汁，也可不加入清水或汤汁蒸。

特点：原汁原味，是饮食保健烹调中使用最广泛的一种方法。

4. 煮

方法：将食物下锅加水，先用大火煮沸，再用小火煮熟。一般适宜体小易熟的食物制作，煮的时间比炖更短。也是最常用的烹制方法之一。

特点：味道清鲜，食物的有效成分可较好地溶解于汤汁中。

5. 熬

方法：是在煮的基础上进一步用小火将食物熬至汁稠粑烂，比炖的时间长一些，多适用于含胶质重的食物。

特点：汁稠味浓，粑烂易化，尤其适宜年老体弱者食用。

6. 凉拌

方法：将食物清洗干净、切细之后，用开水焯烫过，再加调料拌匀即可。一般适用于蔬菜类食物，它能较好地保持食物的营养素和有效成分，是生食或近于生食的一种烹制方法。

特点：鲜嫩而脆，清香可口。